专家教你快速
取穴图解

张　威◎主　编　　高春雨◎副主编

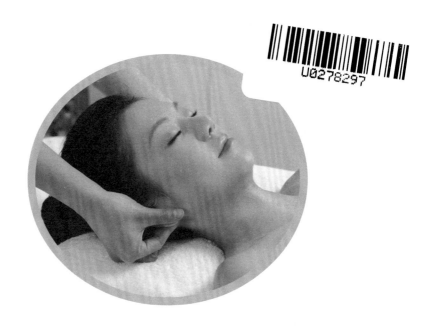

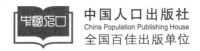

中国人口出版社
China Population Publishing House
全国百佳出版单位

图书在版编目（CIP）数据

专家教你快速取穴图解 / 张威主编 . –– 北京 : 中
国人口出版社 , 2021.1
　ISBN 978-7-5101-7194-9

　Ⅰ . ①专… Ⅱ . ①张… Ⅲ . ①选穴—图解 Ⅳ .
① R224.2-64

中国版本图书馆 CIP 数据核字 (2020) 第 199165 号

专家教你快速取穴图解
ZHUANJIA JIAO NI KUAISU QUXUE TUJIE

张　威　主编

责 任 编 辑	姜淑芳　张宏君
责 任 印 制	林　鑫　单爱军
装 帧 设 计	北京品艺文化传播有限公司
出 版 发 行	中国人口出版社
印　　　刷	和谐彩艺印刷科技（北京）有限公司
开　　　本	710 毫米 × 1000 毫米　　1/16
印　　　张	11
字　　　数	165 千字
版　　　次	2021 年 1 月第 1 版
印　　　次	2021 年 1 月第 1 次印刷
书　　　号	ISBN 978-7-5101-7194-9
定　　　价	39.80 元

网　　　址	www.rkcbs.com.cn
电 子 信 箱	rkcbs@126.com
总编室电话	（010）83519392
发行部电话	（010）83510481
传　　　真	（010）83538190
地　　　址	北京市西城区广安门南街 80 号中加大厦
邮 政 编 码	100054

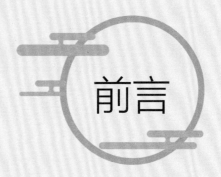

前言

　　身体健康是一个人最重要的资本，拥有健康并不能拥有一切，但失去健康却会失去一切。要保持健康的体魄，除了注重合理的锻炼和科学的饮食起居外，还应该掌握一些养生保健知识。

　　穴位是人体脏腑经络之气输注于体表的特殊部位，它既是疾病的反应点，也是针灸、按摩、艾灸等的施术部位。人们通过对穴位加以刺激，可使经脉通畅、气血顺畅、阴阳平衡、脏腑调和，从而达到驱邪治病的目的。例如，眼睛周围的睛明穴可以治疗眼睛疾病，胃部周围的中脘穴可以治疗胃部疾病。

　　刺激穴位不仅可以治疗局部疾病，也可以治疗远部疾病。这是因为各种穴位的作用既有特殊性，也有共同性。如手太阴肺经治肺、喉咙的疾病；手厥阴心包经治心、胃的疾病；手少阴心经治心病，但是它们又都能够治疗胸部疾病。

　　按摩是刺激穴位最方便的一种方法，它对时间和地点的要求不高，只要掌握了方法和选对穴位，你随时随地可以给自己或者别人按摩，可以说是"省时又省钱"。

　　按摩穴位不但能治病防病，还能在无病的时候强身健体，但这些目标的前提是你必须认识这些穴位，准确取穴。

　　本书由专家精选了200多种常见的穴位，每个穴位都配有精准的手绘骨骼图与真人快速取穴图，对每个穴位的准确定位、快速取穴、功效、主治、按摩方法等要领进行了介绍。无论你是零基础起步还是专业人士，这本书都会成为你的好帮手。跟着书中的方法做下去，很快你也会变成一个穴位按摩达人。

　　求医不如求己。每个人都可以做自己身体的主人，将健康牢牢掌握在自己手中。让我们行动起来吧！

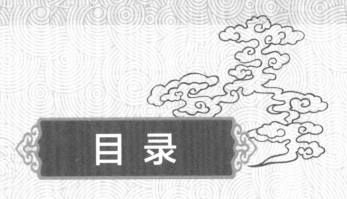

目 录

第一章　认识神奇的人体穴位

第二章　手太阴肺经

第三章　手阳明大肠经

第四章　足阳明胃经

第五章　足太阴脾经

第六章　手少阴心经

第七章　手太阳小肠经

第十一章　手少阳三焦经

第十二章　足少阳胆经

第十三章　足厥阴肝经

第十四章　督脉

第十五章　任脉

第十六章　经外奇穴与定位

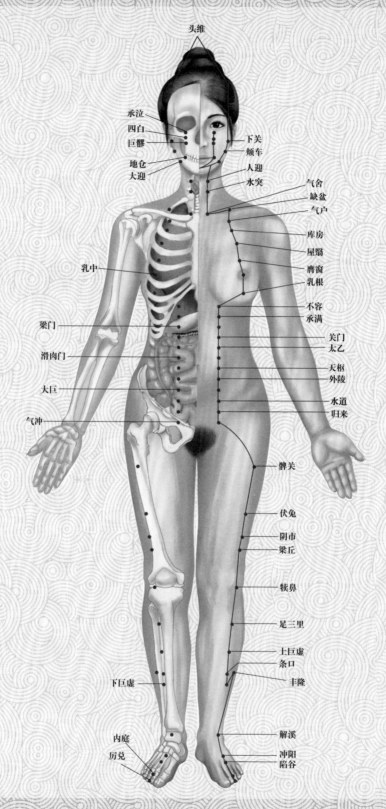

头维

承泣
四白
巨髎
地仓
大迎

下关
颊车
人迎
水突

气舍
缺盆
气户

库房
屋翳
膺窗
乳根

不容
承满

关门
太乙

天枢
外陵

水道
归来

乳中

梁门

滑肉门

大巨

气冲

髀关

伏兔

阴市
梁丘

犊鼻

足三里

上巨虚
条口
丰隆

下巨虚

内庭

厉兑

解溪

冲阳
陷谷

专题 1：专家推荐的 26 个超级有效穴位

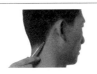

风池穴（123 页）
主治：感冒、头痛

合谷穴（34 页）
主治：高血压、牙痛

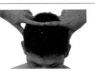

百会穴（143 页）
主治：失眠、神经衰弱

内关穴（107 页）
主治：心脏疾病、呃逆

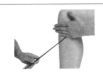

足三里穴（48 页）
主治：胃病、高血压

三阴交穴（57 页）
主治：男女生殖系统疾病

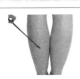

承山穴（91 页）
主治：痔疮、腰腿痛

涌泉穴（98 页）
主治：头痛、小儿惊风

委中穴（88 页）
主治：腰腿痛、泄泻

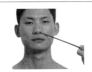

迎香穴（39 页）
主治：鼻炎、鼻出血

曲池穴（37 页）
主治：感冒、肩关节疼痛

鱼际穴（28 页）
主治：感冒、咳嗽

极泉穴（63 页）
主治：心痛、胁肋痛

神门穴（64 页）
主治：心悸、心绞痛

太溪穴（98 页）
主治：遗精、阳痿

阳池穴（113 页）
主治：耳鸣、糖尿病

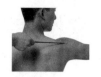

肩髎穴（115 页）
主治：肩臂疼痛

肩井穴（123 页）
主治：肩背疼痛

太冲穴（134 页）
主治：眩晕、头痛

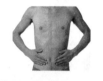

章门穴（135 页）
主治：腹胀、胁痛

中脘穴（150 页）
主治：胃脘痛、呕吐

膻中穴（152 页）
主治：心烦、气喘

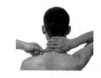

大椎穴（142 页）
主治：颈项强痛、落枕

风市穴（125 页）
主治：中风、半身不遂

丰隆穴（50 页）
主治：痰多、咳嗽

肺俞穴（80 页）
主治：感冒、肺部疾病

专题 2：17 种常见病的特效穴

慢性胃炎

　　主要症状：轻微恶心感，食欲不振，胃部有持续性或阵发性的疼痛。饭后腹部有微痛感或呕吐症状。

　　主治穴位：合谷、中脘（孕妇不宜使用合谷穴，合谷穴易引发流产，可改用足三里穴。）

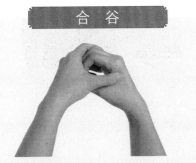

合　谷

【取穴法】在手背，第 2 掌骨桡侧的中点处。

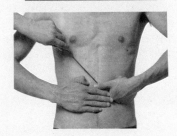

中　脘

【取穴法】在上腹部，脐中上 4 寸，前正中线上。

胃溃疡

　　主要症状：脸色苍白，唇浅黄。伴有胃胀气、呕逆、嗳气或吐酸水。

　　主治穴位：神门、足三里

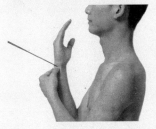

神　门

【取穴法】在腕前区，腕掌侧远端横纹尺侧端，尺侧腕屈肌腱的桡侧缘。

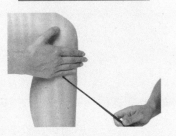

足三里

【取穴法】在小腿外侧，犊鼻下 3 寸，犊鼻与解溪连线上。

便秘

主要症状：一周的排便次数少于 3 次，大便坚硬，不易排出；或粪便量少，排出困难，有时没有便意，或是解不干净。

主治穴位：支沟、天枢

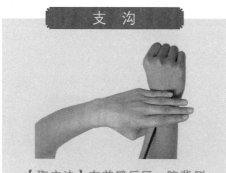

支　沟

【取穴法】在前臂后区，腕背侧远端横纹上 3 寸，尺骨与桡骨间隙中点。

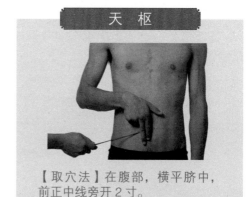

天　枢

【取穴法】在腹部，横平脐中，前正中线旁开 2 寸。

痔疮

主要症状：痔疮是由于久坐、便秘等因素压迫肛周静脉，使静脉淤血而形成静脉团。大便时会有出血和肛周疼痛，甚至有肛门瘙痒和肛门黏膜脱出的症状。

主治穴位：二白、承山

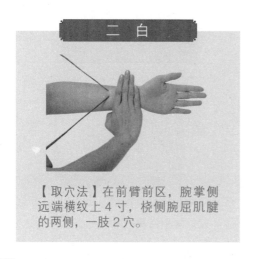

二　白

【取穴法】在前臂前区，腕掌侧远端横纹上 4 寸，桡侧腕屈肌腱的两侧，一肢 2 穴。

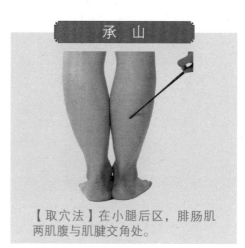

承　山

【取穴法】在小腿后区，腓肠肌两肌腹与肌腱交角处。

气喘

主要症状：发作时呼吸急促，心跳加快；静态时，胸部有紧迫感，呼吸困难，出现喘鸣声。

主治穴位：膻中、天突

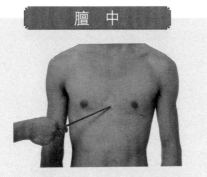

膻中

【取穴法】在胸部，横平第4肋间隙，前正中线上。

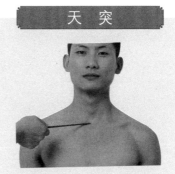

天突

【取穴法】在颈前区，胸骨上窝中央，前正中线上。

流行性感冒

主要症状：流行性感冒起病急骤，轻重不一。表现为畏寒、发热、头痛、乏力、全身酸痛等。

主治穴位：大椎、风门

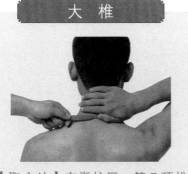

大椎

【取穴法】在脊柱区，第7颈椎棘突下凹陷中，后正中线上。

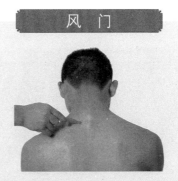

风门

【取穴法】在脊柱区，第2胸椎棘突下，后正中线旁开1.5寸。

高血压

主要症状：当血压突然升高到一定程度时会出现剧烈头痛、呕吐、心悸、眩晕等症状，严重时会发生神志不清、抽搐等。

主治穴位：涌泉、人迎

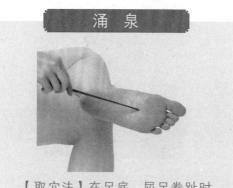

涌 泉

【取穴法】在足底，屈足卷趾时足心最凹陷中。

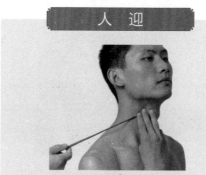

人 迎

【取穴法】在颈部，横平喉结，胸锁乳突肌前缘，颈总动脉搏动处。

糖尿病

主要症状：初期没有明显症状。中期出现口渴、疲劳、消瘦，并有多食、多饮、多尿等症状。晚期出现视网膜病变及周围神经症状，严重者出现尿毒症、急性心肌梗死及脑中风。

主治穴位：脾俞、足三里

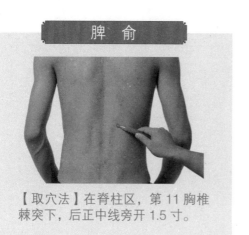

脾 俞

【取穴法】在脊柱区，第11胸椎棘突下，后正中线旁开1.5寸。

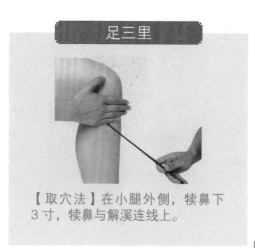

足三里

【取穴法】在小腿外侧，犊鼻下3寸，犊鼻与解溪连线上。

肩周炎

主要症状：肩周炎多发于 40 岁以上的中老年人，以肩关节疼痛为主，先出现肩部疼痛，继之发生运动障碍。患者自觉有冷气进入肩部或从肩关节内部向外冒出，故又称"漏肩风"。

主治穴位：肩髎、肩髃

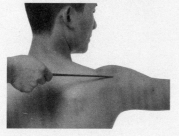

肩髎

【取穴法】在三角肌区，肩峰角与肱骨大结节两骨间凹陷中。

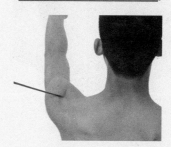

肩髃

【取穴法】在三角肌区，肩峰外侧缘前端与肱骨大结节两骨间凹陷中。

痛经

主要症状：月经前后或行经期出现腹痛、腰酸、下腹坠痛等。常伴有面色苍白、手足冰冷、头面部冷汗淋漓、恶心呕吐，严重者出现昏厥。

主治穴位：承山、合阳

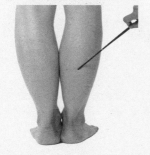

承山

【取穴法】在小腿后区，腓肠肌两肌腹与肌腱交角处。

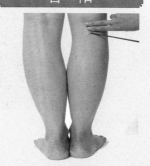

合阳

【取穴法】在小腿后区，腘横纹下 2 寸，腓肠肌内外侧头之间。

孕期呕吐

主要症状：妊娠初期出现呕吐、恶心、厌食，持续数周，至第三、四个月会自然消失，是妊娠的正常生理反应。

主治穴位：中脘、公孙

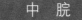

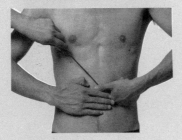

中 脘

【取穴法】在上腹部，脐中上4寸，前正中线上。

公 孙

【取穴法】在跖区，第1跖骨底的前下缘赤白肉际处。

牙痛

主要症状：牙龈红肿、疼痛、有灼热感、口臭、口渴，伴有便秘、头痛等。

主治穴位：液门、下关

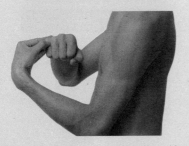

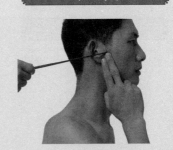

液 门

【取穴法】在手背，第4指、第5指间，指蹼缘后方赤白肉际中。

下 关

【取穴法】在面部，颧弓下缘中央与下颌切迹之间凹陷中。

口腔溃疡

主要症状：口腔内初发小红点，经反复发作后变成大小不一的溃疡面，疼痛明显。

主治穴位：神阙、承浆

神 阙

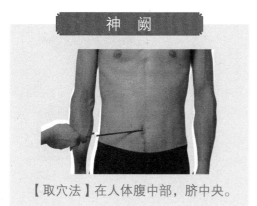

【取穴法】在人体腹中部，脐中央。

承 浆

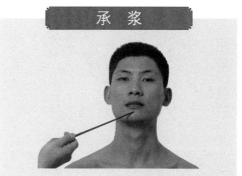

【取穴法】在面部，颏唇沟的正中凹陷处。

腰椎间盘突出症

主要症状：持续性腰背部钝痛，从腰部至大腿及小腿后侧出现放射性刺痛或麻木感，直达足底部。

主治穴位：委中、阳陵泉

委 中

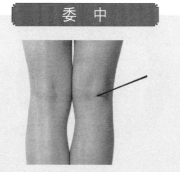

【取穴法】在膝后区，腘横纹中点。

阳陵泉

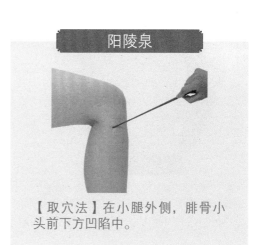

【取穴法】在小腿外侧，腓骨小头前下方凹陷中。

落枕

主要症状：一侧项背肌肉酸痛，活动受限。

主治穴位：后溪、肩井

后 溪

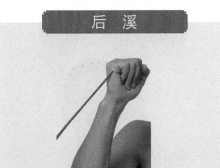

【取穴法】在手内侧，第5掌指关节后缘尺侧，横纹头赤白肉际处。

肩 井

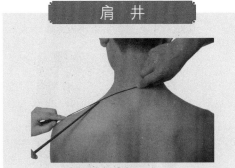

【取穴法】在肩胛区，第7颈椎棘突与肩峰最外侧点连线的中点。

阳痿

主要症状：性交时阴茎不能有效地勃起致性交不能满足。

主治穴位：命门、肾俞

命 门

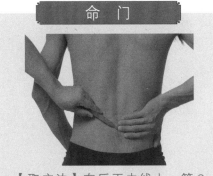

【取穴法】在后正中线上，第2腰椎棘突下凹陷中。

肾 俞

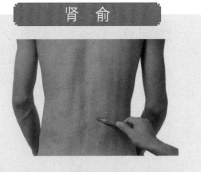

【取穴法】在腰部，第2腰椎棘突下，后正中线旁开1.5寸，约平第12肋游离端。

前列腺疾病

　　主要症状：前列腺肥大导致前列腺内尿道狭窄，尿道或膀胱感染扩散到前列腺会引发前列腺炎。

　　主治穴位：神阙、阴陵泉

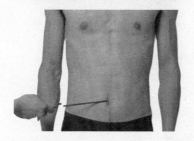

神　阙

【取穴法】在人体腹中部，脐中央。

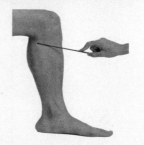

阴陵泉

【取穴法】在小腿内侧，胫骨内侧髁下缘与胫骨内侧缘之间的凹陷中。

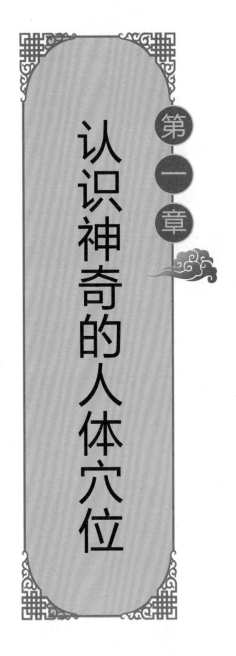

第一章
认识神奇的人体穴位

穴位是人体脏腑经络之气输注于体表的特殊部位，它既是疾病的反应点，也是针灸、按摩、艾灸等的施术部位。认识这些穴位是正确取穴，调治疾病的前提。

第一节
认识经络和穴位

什么是经络

经络是经脉和络脉的统称，是人体运行气血、联络脏腑、沟通内外、贯穿上下的通路。经是经脉，如同路径，是经络系统的主干，其特点就是纵行且分布较深；络是络脉，如同网络，是经脉的分支，其特点是纵横交错，遍布全身。

经络的组成

经络是由十二经脉、奇经八脉、十二经别、十二经筋、十二皮部、十五络脉及许多难以计数的孙络、浮络等组成的。其基本内容如下。

1.十二经脉：十二经脉是手太阴肺经、手少阴心经、手厥阴心包经、手阳明大肠经、手少阳三焦经、手太阳小肠经、足阳明胃经、足少阳胆经、足太阳膀胱经、足太阴脾经、足厥阴肝经、足少阴肾经的总称。它们是经络系统的主体，所以又叫"十二正经"。十二经脉的名称根据脏腑、手足、阴阳而定。十二经脉中属脏的经脉为阴经，属腑的经脉为阳经。其体表分布左右对称，在四肢的分布规律见下表。

十二经脉分布规律

经脉部位	阴经（属脏）	阳经（属腑）	循行部位（阴经行于内侧，阳经行于外侧）	
手	太阴肺经 厥阴心包经 少阴心经	阳明大肠经 少阳三焦经 太阳小肠经	上肢	前缘 中间 后缘
足	太阴脾经 厥阴肝经 少阴肾经	阳明胃经 少阳胆经 太阳膀胱经	下肢	前缘 中间 后缘

注：足三阴经在足内踝上8寸以下为厥阴在前、太阴在中、少阴在后，至内踝上8寸以上，太阴交出于厥阴之前。

十二经脉的循行走向是：手三阴经从胸走手，手三阳经从手走头，足三阳经从头走足，足三阴经从足走腹胸。

十二经脉的交接规律是：阴经与阳经在四肢部衔接；阳经与阳经（指同名经）在头面部相接；阴经与阴经（即手足三阴经）在胸部交接。

2.奇经八脉：奇经八脉是任脉、督脉、冲脉、带脉、阴跷脉、阳跷脉、阴维脉、阳维脉八条经脉的总称。由于它们既不直属脏腑，也无表里配合的关系，与十二正经不同，故称"奇经"。其主要功能是对十二经脉的气血运行起着"溢蓄"的调节作用。当十二经脉运行的气血满盈时，就流溢到奇经八脉中储存起来；当十二经脉中气血不足时，奇经八脉可调动其储蓄，把气血还流于十二经脉中。此外，由于奇经八脉也各有其循行路线，因此它们所蕴含的气血，同样起着营养机体、内温脏腑、外濡腠理的作用。

经络的生理功能

1.内属脏腑，外络肢体：经络系统中十二经脉及其分支纵横交错，入里出表，通上达下，联系了五脏六腑、四肢百骸、五官九窍、皮肉筋骨等组织器官，保持着协调统一，构成了一个有机的整体。

2.**输布气血，营养周身**：气血是人体生命活动的物质基础，必须依赖经络的传注才能输布周身，以温养濡润全身各脏腑组织器官，维持机体的正常功能。

3.**抗御外邪，保卫机体**：经络能行血气而营阴阳，营气运行脉中，卫气运行脉外，如果经络功能正常，营卫之气密布周身，营气调和，卫气固密，就能发挥抗御外邪、保护机体的作用。

经络系统主结构图

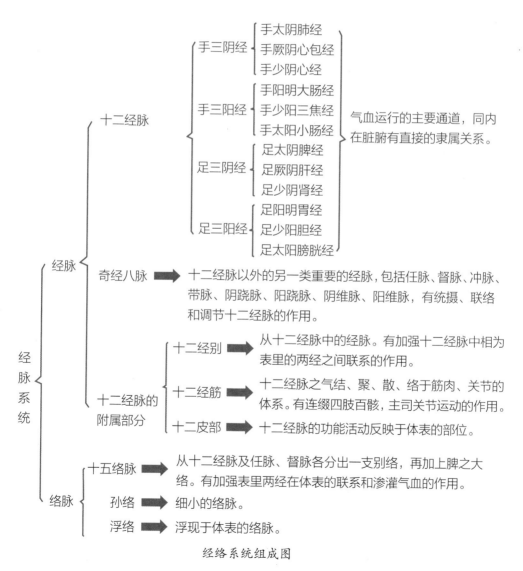

经络系统组成图

分布于肢体内侧面的经脉为阴经，分布于肢体外侧面的经脉为阳经。一阴一阳衍化为三阴三阳，即肢体内外侧的前、中、后。每一阴经分别隶属一脏，每一阳经分别隶属一腑，各经都以脏腑命名。分布于上肢的经脉，在经脉名称之前冠以"手"字，分布于下肢的经脉，在经脉名称之前冠以"足"字。

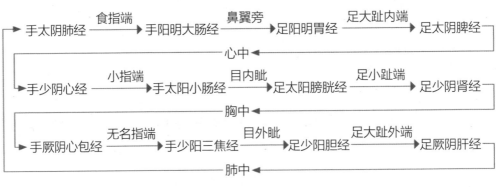

十二经脉流注次序图

什么是穴位

"穴"在汉语中是窟窿和洞的意思，穴位就是气血停留汇聚的一个个点。经络像一条线，连接各个穴位，为气血的传输提供了通道。

中医也将穴位称为"腧穴"，意思就是人体脏腑经络之气输注于体表的特殊部位。"腧"与"输"义通，有传输、输注的意思；"穴"是孔隙的意思。人体的穴位既是疾病的反应点，也是针灸、按摩、艾灸等施术的部位。穴位分别隶属各个经脉，经脉又隶属一定的脏腑，所以腧穴、经脉和脏腑之间存在着不可分割的联系。

穴位的分类

人体的穴位很多，大体上可归纳为十四经穴、奇穴、阿是穴3大类。

十四经穴：简称"经穴"，是指归属于十二正经和任脉、督脉正上的穴位，有固定的名称、位置和归经，具有主治本经病证的共同作用，是穴位的主要部分。

奇穴：也称"经外奇穴"，是指十四经穴之外具有固定名称、位置和主治作用的穴位，与经络也有密切联系。这类穴位的主治范围比较单纯，多数对某些病证有特殊疗效，如四缝穴可治小儿疳积等。

阿是穴：又称"压痛点"，这类腧穴既无固定名称，亦无固定位置，也没有固定的主治病证。只是以疼痛局部或与病痛有关的压痛点、敏感点作为穴位。按压这些穴位可以达到治病的目的。阿是穴的由来是源于当医生按压这个穴位时，患者会发出"阿是"声。

穴位的命名

据所在部位命名： 根据穴位所在的人体部位命名，例如乳下的乳根、第 7 颈椎棘突下的大椎穴等。

据治疗作用命名： 根据穴位对某种病证的特殊治疗作用命名，例如治疗眼睛疾病的睛明穴、治疗面瘫的牵正穴。

参照动植物命名： 根据动植物的名称以更好地说明穴位的局部特点，例如伏兔、鱼际、攒竹等。

参照建筑物命名： 根据建筑物来形容某些穴位的形态或者作用特点，例如天井、印堂、地仓等。

借助天体地貌命名： 根据自然界的名称，如日月星辰或山川沟泽，再结合穴位所在的形态和气血运行的情况而命名，例如商丘、合谷、曲泽、小海等。

依据中医理论命名： 根据穴位的治疗作用，再加上阴阳、气血、脏腑经络等中医学理论命名，例如三阴交、百会、气海等。

穴位的治疗作用

穴位是人体气血流注的地方，当人体生理功能失调时，它们又是邪气聚焦的地方，在治病防病的时候，它又是施术的部位。人们通过对穴位加以刺激，使经脉通畅、气血顺畅、阴阳平衡、脏腑调和，从而达到驱邪治病的目的。

可治疗邻近部位的疾病：简单地说，就是治疗穴位所在身体部位的疾病。正如俗语所说的"头痛医头，脚痛医脚"。这是所有穴位都有的治疗作用。例如眼睛周围的睛明穴可以治疗眼睛疾病，胃部周围的中脘穴可以治疗胃部病证。

可治疗远部疾病：这是十四经穴治病的主要表现。在十四经所属的穴位，尤其是十二经脉在四肢肘膝关节以下的穴位，不但能治疗邻近部位的疾病，而且能治疗本经所经过的远处部位的疾病。例如，合谷穴不仅能治疗手部的局部病证，而且还能治疗头颈部的疾病。

整体治疗作用：有些穴位治疗疾病的机理与其他穴位的作用机理是不一样的。这类穴位的特点是有双向良性调整作用。例如，腹泻时，按压天枢穴可以起到止泻的作用，便秘时按压天枢穴却可以起到通便的作用；心跳过速时，按压内关穴能够减缓心率，而心动过缓时，按压内关穴可以加快心率。还有些穴位能调治全身性的疾病，这在手足阳明经穴和任脉、督脉经穴中更为多见，如合谷、曲池、大椎可治外感发热，足三里、关元可提高免疫力。这些均属于腧穴的整体治疗作用。

总的来说，穴位治病，不仅可以治疗局部疾病，也可以治疗远部疾病。各种穴位的作用既有特殊性，也有共同性。例如，手三阴经的穴位就各有特殊作用：如手太阴肺经治肺、喉咙的疾病；手厥阴心包经治心、胃的疾病；手少阴心经治心病。但是它们又都能够治疗胸部疾病。

第二节
一学就会的找穴取穴法

体表解剖标志定位法

体表标志取穴法是以人体解剖学的各种体表标志为依据来确定腧穴定位的方法。体表解剖标志可分为固定标志和活动标志两种。

固定标志

固定标志是指由骨节和肌肉所形成的突起或凹陷、五官轮廓、发际、指（趾）甲、乳头、脐窝等。如腓骨小头前下凹陷处定阳陵泉。

活动标志

活动标志是指各部的关节、肌肉、肌腱、皮肤随着活动而出现的空隙、凹陷、皱纹、尖端等体表标志。例如微张口，耳屏正中前缘凹陷中取听宫。

常用定穴解剖标志的体表定位方法如下：

第2肋：平胸骨角，锁骨下可触及的肋骨即第2肋。

第4肋间隙：男性乳头平第4肋间隙。

第7颈椎棘突：颈后隆起最高且能随头旋转而转动者为第7颈椎棘突。

第2胸椎棘突：直立，两手下垂时，两肩胛骨上角连线与后正中线的交点。

第3胸椎棘突：直立，两手下垂时，两肩胛冈内侧端连线与后正中线的交点。

第 7 胸椎棘突：直立，两手下垂时，两肩胛骨下角的水平线与后正中线的交点。

第 12 胸椎棘突：直立，两手下垂时，横平两肩胛骨下角与两髂嵴最高点连线的中点。

第 4 腰椎棘突：两髂嵴最高点连线与后正中线的交点。

第 2 骶椎：两髂后上棘连线与后正中线交点。

骶管裂孔：取尾骨上方左右的骶角，与两骶角平齐的后正中线上。

肘横纹：与肱骨内上髁、外上髁连线相平。

腕掌侧远端横纹：在腕掌部，与豌豆骨上缘、桡骨茎突尖下连线相平。

腕背侧远端横纹：在腕背部，与豌豆骨上缘、桡骨茎突尖下连线相平。

骨度折量定位法

骨度折量定位法，是指以体表骨节为主要标志折量全身各部的长度和宽度，定出分寸，用于腧穴定位的方法。即以《灵枢·骨度》规定的人体各部的分寸为基础，并结合历代学者创用的折量分寸（将设定的两骨节点之间的长度折量为一定的等份，每 1 等份为 1 寸，每 10 等份为 1 尺），作为定穴的依据。不论男女、老幼、高矮、胖瘦，均可按此标准测量。全身主要"骨度"折量寸见下表。

"骨度"折量寸表

部位	起止点	折量寸	度量法	说明
头面部	前发际正中→后发际正中	12	直寸	用于确定头部经穴的纵向距离
	眉间（印堂）→前发际正中	3	直寸	用于确定前或后发际及其头部经穴的纵向距离
	两额角发际（头维）之间	9	横寸	用于确定头前部经穴的横向距离
	耳后两乳突（完骨）之间	9	横寸	用于确定头后部经穴的横向距离

部位	起止点	折量寸	度量法	说明
胸腹胁部	胸骨上窝（天突）→剑胸结合中点（歧骨）	9	直寸	用于确定胸部任脉穴的纵向距离
	剑胸结合中点（歧骨）→脐中	8	直寸	用于确定上腹部经穴的纵向距离
	脐中→耻骨联合上缘（曲骨）	5	直寸	用于确定下腹部经穴的纵向距离
	两肩胛骨喙突内侧缘之间	12	横寸	用于确定胸部经穴的横向距离
	两乳头之间	8	横寸	用于确定胸腹部经穴的横向距离
背腰部	肩胛骨内侧缘→后正中线	3	横寸	用于确定背腰部经穴的横向距离
上肢部	腋前、后纹头→肘横纹（平尺骨鹰嘴）	9	直寸	用于确定上臂部经穴的纵向距离
	肘横纹（平尺骨鹰嘴）→腕掌（背）侧远端横纹	12	直寸	用于确定前臂部经穴的纵向距离
下肢部	耻骨联合上缘→髌底	18	直寸	用于确定大腿部经穴的纵向距离
	髌底→髌尖	2	直寸	
	髌尖（膝中）→内踝尖 15 寸	15		用于确定小腿内侧部经穴的纵向距离
	胫骨内侧踝下方阴陵泉→内踝尖	13	直寸	
	股骨大转子→腘横纹（平髌尖）	19	直寸	用于确定大腿前外侧部经穴的纵向距离
	臀沟→腘横纹	14	直寸	用于确定大腿后部经穴的纵向距离
	腘横纹（平髌尖）→外踝尖	16	直寸	用于确定小腿外侧部经穴的纵向距离
	内踝尖→足底	3	直寸	用于确定足内侧部经穴的纵向距离

指寸定位法

指寸定位法是指依据被取穴者本人手指所规定的分寸以量取腧穴的方法。此法主要用于下肢部。在具体取穴时，医者应当在骨度折量定位法的基础上，参照被取穴者自身的手指进行比量，并结合一些简便的活动标志取穴方法，以确定腧穴的标准定位。

中指同身寸：以被取穴者的中指中节桡侧两端纹头（拇指、中指屈曲成环形）之间的距离作为1寸。

拇指同身寸：以被取穴者拇指的指间关节的宽度作为1寸。

横指同身寸（一夫法）：被取穴者手四指并拢，以其中指中节横纹为准，以其四指的宽度作为3寸。

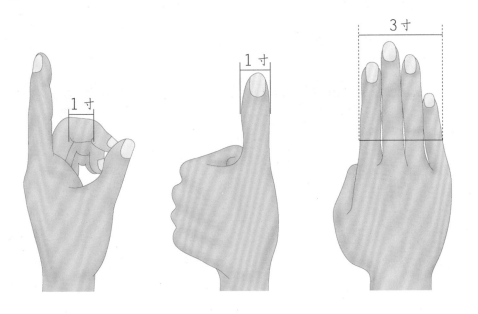

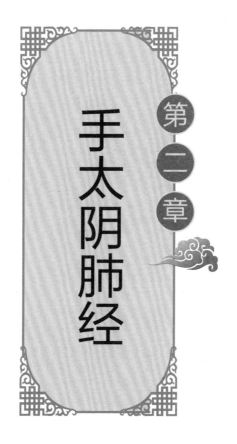

第二章

手太阴肺经

【经脉循行】起于中焦，向下联络大肠，再返回沿胃上口，穿过横膈，入属于肺。从肺系向外横行至腋窝下，沿上臂内侧下行，循环于手少阴与手厥阴经之前，下至肘中，沿着前臂内侧桡骨尺侧缘下行，经寸口动脉搏动处，行至大鱼际，再沿大鱼际桡侧缘循行直达拇指末端。其支脉，从手腕后分出，沿着食指桡侧直达食指末端。

【主治疾病】咳嗽，气喘，咯血，胸部胀满，咽喉肿痛；肩臂痛，手腕痛；鼻出血，心悸；等等。

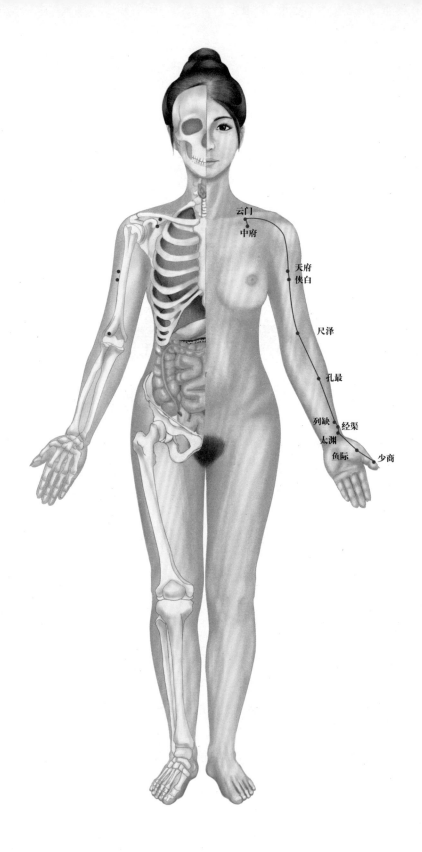

云门
中府

天府
侠白

尺泽

孔最

列缺　经渠
太渊
鱼际　少商

肺和肺经的作用

肺主气，司呼吸，其功能为调节呼吸，助心行血，促进水液输布和排泄，外合皮毛，开窍于鼻，与大肠互为表里。

如果肺脏和肺经有"故障"，不但呼吸系统受损，还会影响气血的运行，致使汗和二便的排泄异常，甚至水肿。当调理适当时，肺经则能收到宣降兼顾，一举两得的良效。总之，肺为相傅之官，总理全身气血的正常运行。

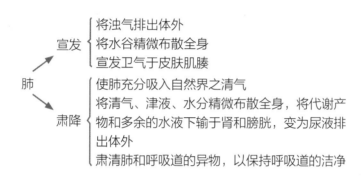

肺
宣发
将浊气排出体外
将水谷精微布散全身
宣发卫气于皮肤肌腠

肃降
使肺充分吸入自然界之清气
将清气、津液、水分精微布散全身，将代谢产物和多余的水液下输于肾和膀胱，变为尿液排出体外
肃清肺和呼吸道的异物，以保持呼吸道的洁净

肺经的相关器官

鼻、咽喉、皮肤、支气管、肺。

肺经的警告信号

肺经不畅时，人体就会出现以下症状：

经络症：怕风，容易汗出，容易伤风感冒、鼻塞、流涕、咽喉痛以及沿肺经经过部位的肿痛、麻痹、厥冷、异常感觉。

脏腑症：脏腑本身异常会出现咳嗽、气喘、气短、胸部胀痛。肺气衰弱，不能行气布津，温阳皮毛，则见皮肤干皱、无光泽，毛发脱落。

亢进热证时症状：体热、汗出、气喘咳嗽、痰涎多，严重时可出现支气管哮喘、肩背部酸痛、紧绷。

衰弱寒证时症状：恶寒，出冷汗，鼻塞，咽干口淡，咳嗽嘶哑，胸部疼痛，四指末端麻木或发冷，皮肤异常，失眠，面色苍白。

天府
tiān fǔ

调理肺气，安神定志

[主治] 咳嗽，气喘，鼻衄；瘿气；上臂痛。

[穴位配伍] 配曲池治疗臂痛。

[准确定位] 在臂前区，腋前纹头下3寸，肱二头肌桡侧缘处。

[快速取穴] 坐位，臂向前平举，俯头，鼻尖接触上臂侧处。

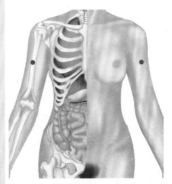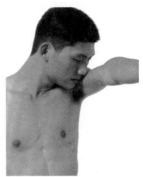

⊱ 专家养生方 ⊰

咳嗽、气喘严重时，配合中府、云门按摩，可迅速缓解症状，疏通肺气，安神定喘。平时经常用中指指腹揉按本穴，可以预防鼻炎、鼻塞、气喘等。

侠白
xiá bái

宣肺理气，宽胸理胃

[主治] 咳嗽，气短；心痛，干呕；上臂内侧痛。

[穴位配伍] 配曲池、肩髎治肩臂痛。

[准确定位] 在臂前区，腋前纹头下4寸，肱二头肌桡侧缘处。

[快速取穴] 先找到天府，直向下1横指处即是。

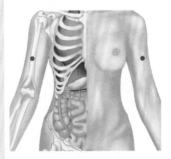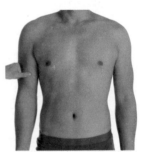

⊱ 专家养生方 ⊰

可以使用艾条灸5～10分钟，也可用点按法、揉法、拿法进行按摩，经常按摩能补充肺气，预防肺气不足造成的心跳过速、恐慌。

尺泽
chǐ zé

调理肺气，清热和中

[主治] 咳嗽，气喘，咯血，潮热，胸中胀满，咽喉肿痛；小儿惊风，吐泻；肘臂挛痛。

[穴位配伍] 配肺俞治哮喘、外感咳嗽；配肩髎治肩痛；配大杼治胸热。

[准确定位] 在肘区，肘横纹上，肱二头肌腱桡侧缘凹陷中。

[快速取穴] 伸臂向前，仰掌，掌心朝上，微微弯曲约35°，以另手手掌由下而上轻托肘部。弯曲大拇指，指腹所在的肘窝中一大凹陷处即是。

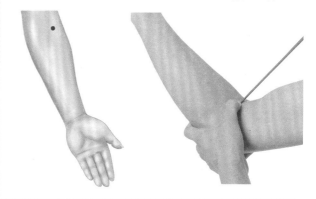

专家养生方

尺泽穴是最好的补肾穴，通过降肺气而补肾，特别适合高血压患者。用拇指指腹按压本穴，每天坚持按摩，可清肺泻热、温补肾气。除了按揉刺激，还可用隔姜灸5～7壮，能够降肺气，补肾气。

孔最
kǒng zuì

清热止血，润肺理气

[主治] 咯血，咳嗽，咽喉肿痛；热病汗不出；痔疮出血；肘臂疼痛。

[穴位配伍] 配肺俞、尺泽治咳嗽、气喘；配少商治咽喉肿痛。

[准确定位] 在前臂前区，腕掌侧远端横纹上7寸，尺泽与太渊连线上。

[快速取穴] 手臂向前，仰掌向上，以另手握住手臂中段处。用拇指指甲垂直下压即是该穴，左右各有一穴。

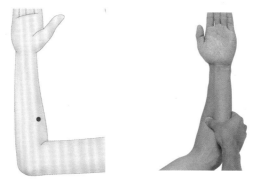

专家养生方

孔最是肺脏气血聚集的地方，能够开窍通瘀，是调理孔窍疾病的最有用的穴位。用拇指指甲垂直下压揉按，先按左臂穴位，再按右臂穴位，每次各揉1～3分钟，长期坚持按摩，可远离痔疮，还能清热止血，调理肺气。

列缺
liè quē

宣肺疏风，通调任脉

[主治] 神经性头痛，齿痛；咳嗽，哮喘，感冒，支气管炎，鼻炎；健忘，惊悸，半身不遂；落枕。

[穴位配伍] 配风池、风门治感冒、咳嗽、头痛；配合谷、外关治项强；配照海治咽喉疼痛。

[准确定位] 在前臂，腕掌侧远端横纹上 1.5 寸，拇短伸肌腱与拇长展肌腱之间，拇长展肌腱沟的凹陷中。

[快速取穴] 双手拇指张开，双手虎口交叉，一手食指按在另一手桡骨茎突上，指尖下凹陷中即是。

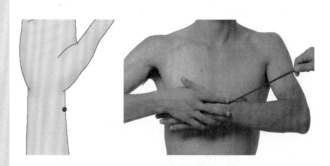

专家养生方

列缺穴的保健手法是弹拨，就是在穴位或部位做横向推搓揉动，使肌肉、筋腱来回移动，以有酸胀感为佳。平时感到脖子不适，发现脖子坚硬疼痛，就可以拨动列缺穴，不适感就会迅速减轻。

鱼际
yú jì

清肺热，止咳喘

[主治] 咳嗽，咯血，咽干，咽喉肿痛，失音；掌中热；小儿疳积。

[穴位配伍] 配孔最、尺泽治咳嗽；配少商治咽喉肿痛；配合谷治肺热所致的咳嗽、咽喉肿痛、失音；配天突、孔最治哮喘。

[准确定位] 在手外侧，第 1 掌骨桡侧中点赤白肉际处。

[快速取穴] 以一手手掌轻握另手手背，弯曲大拇指，垂直下按第一掌骨侧中点的肉际处即是。

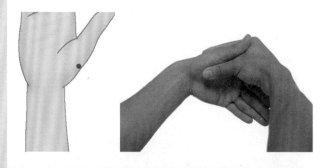

专家养生方

一手拇指按压另一手鱼际，或两手相互揉搓至发热，每天坚持按摩，能增强免疫力，改善肺功能，远离感冒困扰。

少商
shào shāng

开窍通郁，散邪清热

[主治] 咽喉肿痛，鼻衄，高热，昏迷，癫狂。

[穴位配伍] 配天突、合谷治咽喉肿痛；配太冲、经渠治哮证。

[准确定位] 在手指，拇指末节桡侧，指甲根角侧上方0.1寸（指寸）。

[快速取穴] 把大拇指伸直，沿着拇指甲基部和桡侧缘分别画一条直线，两条直线的交点处。

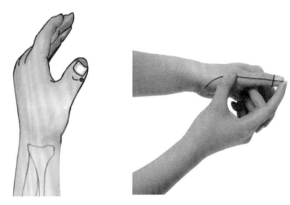

专家养生方

大拇指弯曲，以指甲甲尖垂直掐按此穴，每次轻轻掐按左右手各1～3分钟，可远离感冒、慢性咽炎的困扰。

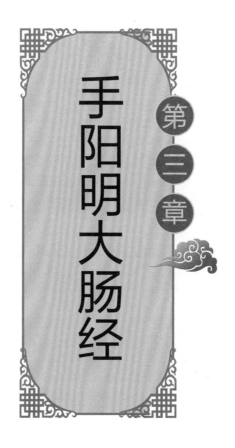

第三章 手阳明大肠经

【经脉循行】 起于食指尖端桡侧，经过第1掌骨、第2掌骨之间，上行至腕后两筋之间，沿前臂外侧前缘至肘部外侧；再沿上臂外侧前缘上行到肩部，经肩峰前，向上循行至背部，与诸阳经交会于大椎穴；再向前行进入缺盆，络于肺，下行穿过横膈，属于大肠。其支脉，从缺盆部上行至颈部，经面颊进入下齿之中，又返回经口角到上口唇，交会于人中，左脉右行，右脉左行，止于对侧鼻孔旁。

【主治疾病】 目痛，鼻出血，牙痛，咽喉肿痛，耳鸣，耳聋，头痛；腹痛，肠鸣，腹泻；肩臂痛，半身不遂；热病昏迷，眩晕，癫狂；等等。

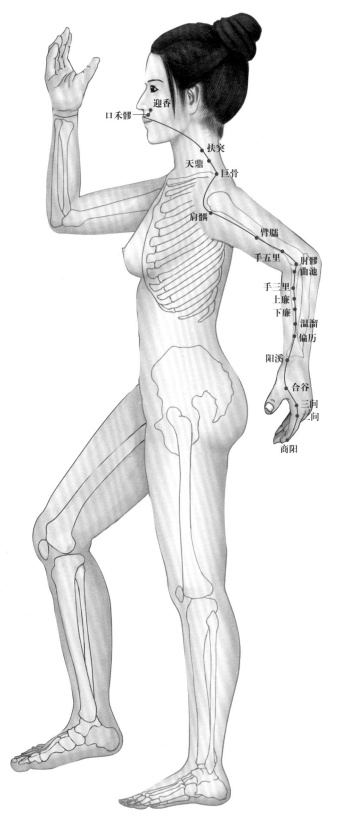

迎香

口禾髎

扶突

天鼎

巨骨

肩髃

臂臑

手五里

肘髎
曲池

手三里
上廉
下廉

温溜
偏历

阳溪

合谷
三间
二间

商阳

大肠与大肠经的作用

大肠的主要生理功能是传化糟粕。小肠泌别清浊后所剩下的食物残渣，需经大肠的燥化才能形成粪便，经肛门排出体外。大肠功能失调，主要表现为传导失常和粪便的改变。大肠湿热，气机阻滞，可见腹痛下痢、里急后重；大肠实热，肠液干枯，可见便结；大肠虚寒，水谷杂下，可见腹痛、肠鸣、泄泻。大肠经在手部与肺经相络，在头部与胃经相会，所以更突显其与呼吸系统（肺咽）和消化系统（肠胃）之间的重要"快车道"作用。特别是小孩便秘时，采取经络按摩比吃泻药要好得多。故称大肠为"传导之官"。

大肠与肺是互相关联、互相影响的表里关系，是大肠经从手走头的缘故。肺的宣发、肃降作用和大肠的传导功能是密切相关的。

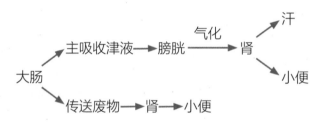

大肠经的相关器官

口（齿）、皮肤、鼻、咽喉、大肠。

大肠经的警告信号

经络症：大肠经不畅，会出现因津液失调而致的牙痛、咽喉肿痛、鼻衄、流鼻涕、颈颊肿痛、暗疮及肩痛、上肢疼痛等。

脏腑症：肠鸣、腹痛、便秘、泄泻、脱肛等。大肠气绝则泄泻无度，大便失禁。

亢进热证时症状：便秘，腹痛，头痛，肩与前臂部疼痛，指痛，体热，口干。

衰弱寒证时症状：便溏，腹泻，腹痛，眩晕，上肢无力，手足怕冷。

商阳
shāng yáng

清热解表，理气平喘

[**主治**] 牙痛，咽喉肿痛，热病，昏迷，手指麻木，腮腺炎，等等。

[**穴位配伍**] 配少商、中冲治中风、中暑；配合谷、少商治咽喉肿痛。

[**准确定位**] 在手指，食指末节桡侧，距指甲角0.1寸处（指寸）。

[**快速取穴**] 微握拳，食指伸直，沿着指甲基部和桡侧分别画一条直线，两条直线的交点就是商阳。

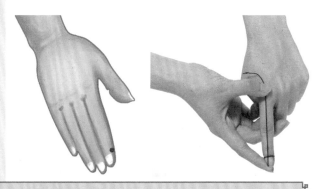

大拇指弯曲，以指甲甲尖垂直掐按此穴，每次轻轻掐按左右手各1~3分钟。可用针刺法点刺出血；艾灸商阳疗效也很明显，可用米粒灸1~3壮，艾条灸5~10分钟。经常刺激、按摩可调理胃肠消化功能，加快新陈代谢，延缓衰老。

二间
èr jiān

解表清热，通利咽喉

[**主治**] 咽喉肿痛，睑腺炎，扁桃体炎，牙痛，鼻衄，手指麻木，热病，肩周炎，等等。

[**穴位配伍**] 配太阳治目赤肿痛、睑腺炎；配合谷治牙痛。

[**准确定位**] 在手指，第2掌指关节桡侧远端赤白肉际处。

[**快速取穴**] 轻握拳，自然弯曲食指，第2掌指关节前缘，靠拇指侧，触之有凹陷处即是。

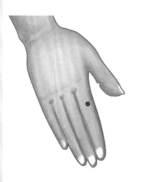
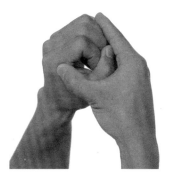

大拇指弯曲，以指甲甲尖垂直掐按此穴，每次轻轻掐按左右手各1~3分钟。经常坚持按摩，能调节肠胃，远离鼻衄、炎症的困扰。

三间
sān jiān

泻热止痛，通利咽喉

[主治] 牙痛，咽喉肿痛，腹胀，肠鸣，泄泻，嗜睡，等等。

[穴位配伍] 配角孙治三叉神经痛；配二间治肩周炎。

[准确定位] 在手背，第2掌指关节桡侧近端凹陷中。

[快速取穴] 半握拳，食指桡侧的手背面与手掌面的交界线（赤白肉际）上，食指掌指关节后缘的凹陷处即是。

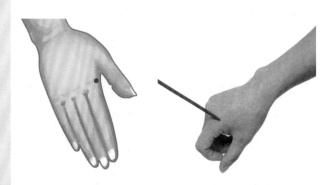

专家养生方

大拇指弯曲，以指甲甲尖垂直掐按此穴，每次轻轻掐按左右手各1～3分钟。经常坚持按摩，能调和脾胃，改善消化不良，远离腹胀、腹泻。

合谷
hé gǔ

镇静止痛，通经活络

[主治] 头痛，头晕，耳鸣，耳聋，鼻炎，扁桃体炎，视力模糊，呼吸困难，虚脱，神经衰弱，痛经，经闭，胃痛，腹痛。

[穴位配伍] 配三阴交治痛经；配血海治荨麻疹。

[准确定位] 在手背，第2掌骨桡侧的中点处。

[快速取穴] 以一手的拇指指间关节横纹，放在另一手拇指、食指间的指蹼缘上，拇指尖下即是。

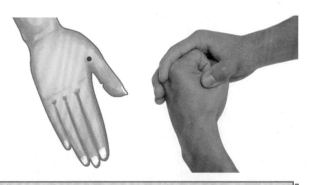

专家养生方

合谷是人体第二保健大穴，用拇指指腹垂直按压本穴，每天坚持，有行气止痛、稳定血压、镇定精神的作用。秋、冬季以及夏秋之交时适宜艾灸合谷，春、夏季节适合按揉合谷。按揉时有酸胀的感觉为度，艾灸时拿着艾条在距离穴位约两指的地方行灸。但要注意的是，体质较差的患者不宜给予较强的刺激，孕妇不宜按摩合谷穴。

阳溪
yáng xī

疏通气血，通经清瘀

[主治] 头痛,耳鸣,耳聋,扁桃体炎,牙齿痛,结膜炎,手腕痛。

[穴位配伍] 配上星、二间、前谷治目痛；配阳谷治神经系统疾病；配迎香、印堂治鼻炎；配合谷治头痛。

[准确定位] 在腕区,腕背侧远端横纹桡侧,桡骨茎突远端,解剖学"鼻烟窝"凹陷中。

[快速取穴] 将手掌侧放,拇指伸直向上翘起,在腕背桡侧,手腕横纹上有一凹陷处,用另一手轻握手背,弯曲大拇指,用指甲垂直下按此凹陷处即是该穴。

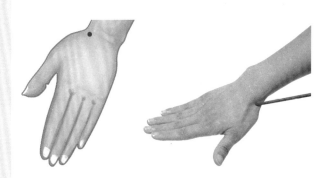

专家养生方

用拇指指尖垂直掐按本穴,每次1～3分钟,可有效防治脑中风,远离头痛、目赤、咽痛。

偏历
piān lì

清热利尿，通经活络

[主治] 牙痛,耳聋,耳鸣,鼻衄,喉痛,面瘫,水肿,手臂酸痛。

[穴位配伍] 配阳溪、商阳、前谷治耳鸣；配水分、阴陵泉治水肿；配太渊治咽喉肿痛。

[准确定位] 在前臂,腕背侧远端横纹上3寸,阳溪与曲池连线上。

[快速取穴] 两虎口交叉,在中指端落于前臂背面,所指处有一凹陷,按压有酸痛感。

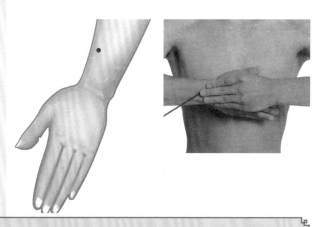

专家养生方

用拇指指腹揉按本穴,每次1～3分钟,每天坚持按摩,可以预防面部神经麻痹,远离水肿、喉痛、耳鸣。

温溜
wēn liū

调理肠胃，清泻邪热

[主治] 头痛，咽喉肿痛，鼻衄，腮腺炎，扁桃体炎，面瘫，面肿，癫狂，腹痛，肩背酸痛，疗疮。

[穴位配伍] 配期门治项强伤寒；配内庭治牙痛。

[准确定位] 在前臂，腕背侧远端横纹上5寸，阳溪与曲池连线上。

[快速取穴] 伸臂，掌向胸，先确定阳溪与曲池的位置，再从阳溪与曲池连线的中点处向下量1横指处。

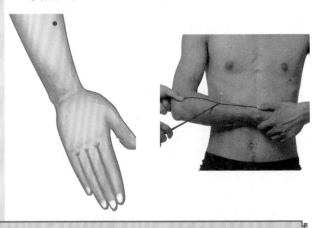

专家养生方

一手放平，另一手轻握住手臂，用拇指按压本穴，每次1～3分钟，经常坚持按摩，可以驱除体内寒湿，改善体虚。

手三里
shǒu sān lǐ

通经活络，理气通腑

[主治] 手臂无力，上肢不遂，肠炎，消化不良，牙痛，口腔炎，腹痛，腹泻。

[穴位配伍] 配肩髃治上肢不遂、胃脘胀满；配后溪治腰痛。

[准确定位] 在前臂，肘横纹下2寸，阳溪与曲池连线上。

[快速取穴] 坐位，屈肘，在曲池下量3横指。

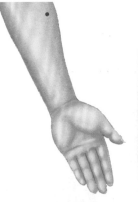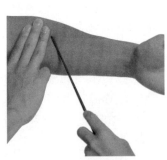

专家养生方

手三里是牙痛的一个反应点，属于经验穴，牙痛时按揉此穴能得到较好的缓解。按摩手三里时用另一只手的大拇指指腹从里向外拨，有酸胀或胀疼的感觉为度。经常按摩本穴，能够治疗上半身疼痛，预防半身不遂。

曲池
qū chí

疏风清热，调和营卫

[主治] 手臂痹痛，上肢不遂，热病，眩晕，呕吐，腹痛，腹泻，咽喉肿痛，目赤肿痛，牙痛，湿疹，瘰疬，癫狂，等等。

[穴位配伍] 配肩髃、外关治上肢痿痹；配合谷、血海、委中、膈俞治丹毒、荨麻疹；配合谷、外关治感冒。

专家养生方

曲池是秋季的护肺宝穴，有很好的清热作用。用拇指指腹垂直按压本穴，每次1~3分钟，具有清热泻火的作用。需要注意的是，此穴容易造成流产，孕妇禁用。

[准确定位] 在肘区，尺泽与肱骨外上髁连线的中点凹陷处。

[快速取穴] 正坐，轻抬左臂，屈肘90°，找到横纹终点，再找到肱骨外上髁，两者连线中点处即是。

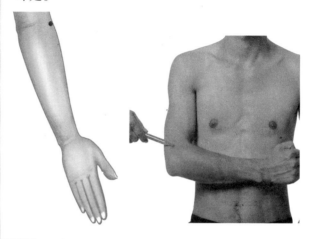

肘髎
zhǒu liáo

舒筋活络，通经止痛

[主治] 肘臂酸痛，麻木，挛急，上肢麻痹，风湿性肘关节炎。

[穴位配伍] 配曲池治肘臂疾病；配列缺、阳溪治腕部狭窄性腱鞘炎。

专家养生方

肘髎是肺经、大肠经气血与肾经气血转换的重要穴位，经常用拇指指腹按摩本穴，可以远离肘臂部疼痛、麻木、挛急。

[准确定位] 在肘区，肱骨外上髁上缘，髁上嵴的前缘。

[快速取穴] 先找到曲池，向上量取1横指处即是。

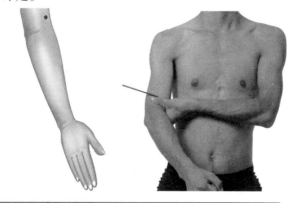

臂臑
bì nào

清热明目，祛风通络

[主治] 目疾，瘰疬，肩臂痛，上肢瘫痪或疼痛，颈项强痛，头痛，肌肉拉伤，肩周炎。

[穴位配伍] 配肩髃、肩贞治肩周炎；配光明治目疾。

[准确定位] 在臂部，曲池上7寸，三角肌前缘处。

[快速取穴] 屈肘，微握拳，上肢用力使其紧张，则上臂可见明显隆起，即三角肌，在三角肌下端偏内侧处，按压有酸胀感。

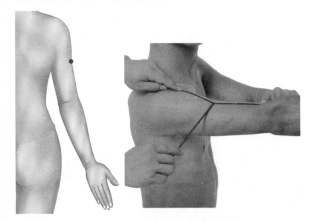

专家养生方

经常用拇指指腹按压本穴，每次1～3分钟，长期坚持按摩，能够缓解上肢、颈项疼痛，预防肩周炎，还能缓解眼睛疲劳。

肩髃
jiān yú

通利关节，疏散风热

[主治] 肩臂疼痛，中风，偏瘫，不能提物，手臂无力，瘾疹，乳腺炎。

[穴位配伍] 配臂臑治肩周炎；配手三里治急性腕扭伤；配曲池、外关、合谷治上肢不遂。

[准确定位] 在三角肌区，肩峰外侧缘前端与肱骨大结节两骨间凹陷中。

[快速取穴] 上臂向前伸直时，肩峰下方凹陷处即是。

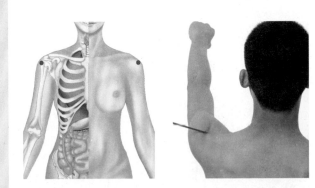

专家养生方

用手掌大鱼际处搓揉本穴，或用中指指腹点揉本穴，每次3分钟，长期坚持按摩，能预防关节炎、肩臂挛痛。

巨骨
jù gǔ

通经活络，散结消肿

[主治] 肩背疼痛，上肢抬举不利，瘰疬，瘿气，等等。

[穴位配伍] 配臂臑、肩髎治肩痛；配人迎、扶突治瘰疬。

[准确定位] 在肩上部，锁骨肩峰端与肩胛冈之间的凹陷处。

[快速取穴] 两肩放松，取锁骨肩峰端与肩胛冈之间的凹陷处，按压有酸痛感。

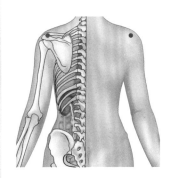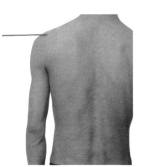

专家养生方

用中指指腹按揉本穴，每次3分钟，长期坚持按摩，能缓解肩背疼痛，预防肩臂挛痛、臂不举。

迎香
yíng xiāng

疏风解表，通利鼻窍

[主治] 鼻塞，鼻炎，鼻出血，嗅觉减退，口歪，面痒，胆道蛔虫，面部神经麻痹，面部组织炎，便秘。

[穴位配伍] 配阳陵泉、丘墟治胆道蛔虫症；配四白、地仓治面神经麻痹、面肌痉挛。

[准确定位] 在面部，鼻翼外缘中点旁，鼻唇沟中。

[快速取穴] 正坐位，用手指从鼻翼沿鼻唇沟向上推，至鼻唇沟中点处可触及一凹陷，按之有酸胀感。

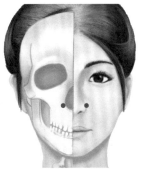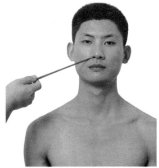

专家养生方

迎香穴是手阳明大肠经的终结穴，与胃经相衔接。双手食指或中指按在两侧迎香穴上，往上推或反复旋转按揉2分钟，鼻腔会明显地通畅湿润。经常按揉本穴，能够疏通鼻腔，缓解感冒、鼻炎等引起的鼻塞。

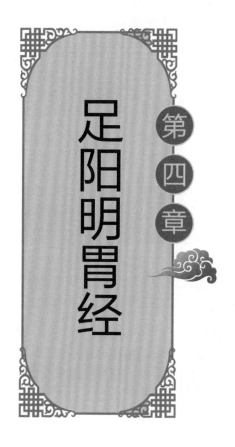

第四章

足阳明胃经

【经脉循行】起于鼻旁，上行鼻根，与足太阳经脉汇合，再沿鼻外侧下行，入上齿龈，返回环绕口唇，入下唇交会于承浆穴；再向后沿下颌下缘，至大迎穴处，再沿下颌角至颊车穴，上行到耳前，过足少阳经的上关穴处，沿发际至额颅部。其支脉，从大迎前下走人迎穴，沿喉咙入缺盆，下横膈，入属于胃，联络于脾。直行的经脉，从缺盆沿乳房内侧下行，经脐旁到下腹部的气冲部；一支脉从胃口分出，沿腹内下行，至气冲部与直行经脉汇合。由此经髀关、伏兔穴下行，至膝关节中。再沿胫骨外侧缘下行，经足背到第2足趾外侧端（厉兑穴）。一支脉从膝下3寸处分出，下行到中趾对侧端。一支脉从足背分出，沿大趾内侧直行到末端。

【主治疾病】食欲不振，胃痛，呕吐，腹胀，泄泻，便秘；目赤痛痒，目翳；癫狂；热病；下肢痿痹、转筋；等等。

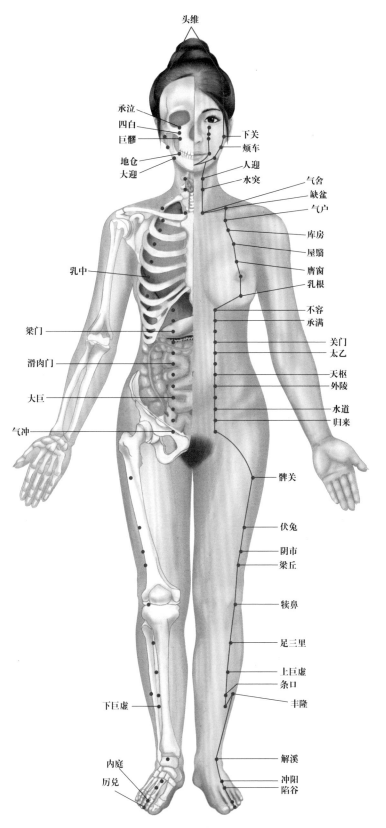

头维

承泣
四白
巨髎

下关
颊车

地仓
大迎

人迎
水突

气舍
缺盆
气户

库房
屋翳
膺窗
乳根

乳中

不容
承满

梁门

关门
太乙

滑肉门

天枢
外陵

大巨

水道
归来

气冲

髀关

伏兔

阴市
梁丘

犊鼻

足三里

上巨虚
条口
丰隆

下巨虚

解溪

内庭
厉兑

冲阳
陷谷

胃和胃经的作用

胃主受纳、腐熟水谷，主通降，以降为和。胃与脾互为表里，是脾脏转化气血的前提。胃主要是将食物受纳和消化，然后营养物质通过脾的"升清"作用而上输于心、肺、头目，通过心肺的作用化生气血。"降浊"就是把食物中不为身体需要的浊物水湿下降肠道。若脾吸收转化不力，不但导致"气血两亏"，无力推动胃的功能，胃也会出现食欲不振，难以继续"吐故纳新"了，所以通常都讲健脾开胃就是这个道理。

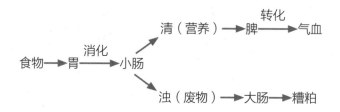

胃经的相关器官

口（齿）、皮肤、鼻、咽喉、大肠。

胃经的警告信号

经络症：本经从头走足，如有不畅，久积化火，容易出现发热、出汗、头痛、咽喉痛、牙痛、下肢关节痛等沿经脉所过的疾病。

脏腑症：胃经功能下降，会出现食欲不振、胃痛、呕吐、腹胀、泄泻、痢疾、便秘等。

亢进热证时症状：体热，腹胀，打嗝，便秘，食欲增加，胃痉挛性疼痛，胃酸过多，唇干裂。

衰弱寒证时症状：餐后腹疼或腹泻或呕吐，消化力减弱，胃酸不足，忧郁，清涎多，下肢倦怠。

地仓
dì cāng

祛风止痛，舒筋活络

[主治] 口角歪斜，流涎，牙痛，眼睑𥆧动，鼻衄，面痛，等等。

[穴位配伍] 配颊车、合谷治口歪、流涎、齿痛；配颊车、内庭治三叉神经痛。

[准确定位] 在面部，口角旁开0.4寸（指寸）。要注意的是，口角旁是在鼻唇沟或鼻唇沟延长线上。

[快速取穴] 正坐或仰卧，轻闭口，举两手，用食指指甲垂直下压唇角外侧两旁即是。

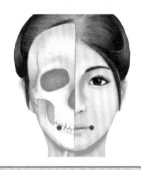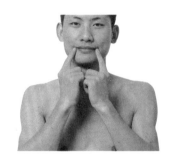

专家养生方

用食指指甲垂直下压左右两侧本穴，稍用力掐揉，每次1～3分钟，每天坚持按摩，可以调节微循环，改善面部松弛，舒缓口周皱纹，远离口角炎、面部神经麻痹。

颊车
jiá chē

祛风清热，开关通络

[主治] 牙关不利，牙痛，颊肿，口角歪斜。

[穴位配伍] 配下关、阳白、合谷治三叉神经痛；配地仓治口眼歪斜；配人中、承浆、合谷治脑卒中。

[准确定位] 在面部，下颌角前上方1横指（中指）。

[快速取穴] 侧坐，当咀嚼时咬肌隆起的高点处，按之有酸胀感。

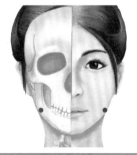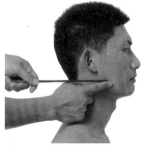

专家养生方

用中指指腹压在咬肌隆起处揉按，每天坚持按摩，可以消除面部浮肿，起到美容效果。牙痛时按揉此穴可以有效缓解疼痛。

下关
xià guān

消肿止痛，聪耳通络

[主治] 耳聋，耳鸣，牙痛，口歪，面痛，牙关紧闭，面神经麻痹。

[穴位配伍] 配合谷治牙痛；配听宫、听会治耳聋、耳鸣。

[准确定位] 面部，颧弓下缘中央与下颌切迹之间凹陷中。

[快速取穴] 正坐或仰卧、仰靠，闭口，手掌轻握拳，食指和中指并拢，食指贴于耳垂旁，中指指腹所在位置即是。

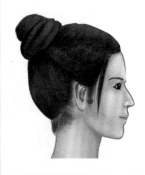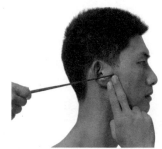

专家养生方

揉按下关穴是三叉神经痛的自我保健方法之一。用双手食指或中指分别放在同侧下关穴上，适当用力揉按0.5～1分钟，反复进行3～5次。有疏风清热、解痉止痛功效。上牙痛取下关穴，下牙痛取颊车穴，效果也非常显著。

头维
tóu wéi

清热明目，止痛镇痉

[主治] 头痛，目痛，目眩，迎风泪出，目视不明，偏头痛，眼睑瞤动。

[穴位配伍] 配合谷治头痛；配太冲治目眩。

[准确定位] 在头部，额角发际直上0.5寸，头正中线旁开4.5寸。

[快速取穴] 正坐或仰靠、仰卧，食指与中指并拢，中指指腹位于头侧部发际里发际点处，食指指腹所在处即是。

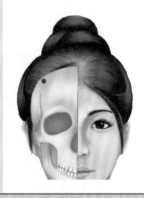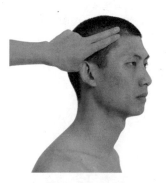

专家养生方

用拇指指腹稍用力按压本穴，每次1～3分钟，每天坚持按摩，可以改善面部、头部微循环，远离偏头痛、目眩、面部麻痹。

人迎
rén yíng

利咽散结，理气降逆

[主治] 咽喉肿痛，眩晕，瘰疬，瘿气，高血压，咯血。

[穴位配伍] 配足三里、三阴交、攒竹治呃逆；配大椎、太冲治高血压。

[准确定位] 在颈部，横平喉结，胸锁乳突肌前缘，颈总动脉搏动处。

[快速取穴] 正坐或仰靠，拇指与小指弯曲，中间三指伸直并拢，将无名指位于喉结旁，食指指腹所在的位置即是。

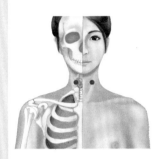
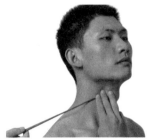

专家养生方

用拇指指腹轻轻上下按压本穴，每次3分钟，每天坚持按摩，可以促进面部血液循环，调节血压，清利咽喉，远离高血压、咽喉疾病。

缺盆
quē pén

宽胸利膈，止咳平喘

[主治] 咳嗽，气喘，咽喉肿痛，缺盆中痛，瘰疬。

[穴位配伍] 配肺俞治咳嗽；配三阴交、十宣治雷诺氏病。

[准确定位] 在颈外侧区，锁骨上大窝，锁骨上缘凹陷中，前正中线旁开4寸。

[快速取穴] 正坐，目视前方，过乳头垂线上锁骨上方凹陷中点，按压有酸胀感。

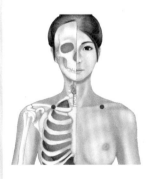
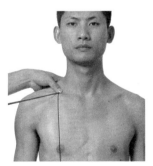

专家养生方

小肠经、肺经、三焦经、膀胱经、胆经、胃经都要经过缺盆穴。平时可以多做深呼吸，多按揉缺盆穴，让经过这里的经络都活跃起来。不仅可改善肩膀痛，也能疏通其他经络。

天枢
tiān shū

调中和胃，理气健脾

[主治] 便秘，腹泻，肠鸣，腹痛，腹胀，痛经，月经不调。

[穴位配伍] 配支沟治便秘；配三阴交、太冲治痛经；配气海、足三里治急性菌痢。

[准确定位] 在腹部，横平脐中，前正中线旁开2寸。

[快速取穴] 仰卧或正坐，横平脐中，前正中线旁开3横指处，按压有酸胀感。

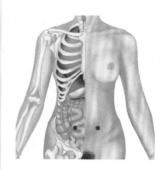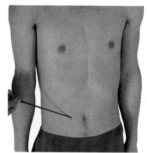

专家养生方

用大拇指指腹按揉本穴，每次3分钟，长期坚持按摩，能很好地改善胃肠功能，促进排便，让痘痘、口臭很快消失。

髀关
bì guān

增强腰膝，舒筋活络

[主治] 下肢痿痹，腰痛，膝寒，瘫痪，脚气，疝气，腹胀。

[穴位配伍] 配犊鼻、阳陵泉治腰腿疼痛；配伏兔治痿痹。

[准确定位] 在股前区，股直肌近端、缝匠肌与阔筋膜张肌3条肌肉之间凹陷中。

[快速取穴] 坐位，右手手掌第1横纹中点按于伏兔穴，手掌平伸向前，在中指尖所到处，按压有酸胀感。

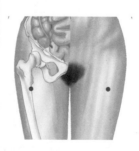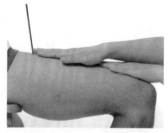

专家养生方

用中指指腹按压本穴，做环状运动，每次1～3分钟，每天坚持按摩可以缓解下肢痿痹、膝关节痛等不适。

伏兔
fú tù

散寒化湿，疏通经络

[主治] 腰痛，膝冷，下肢神经痛，下肢麻痹瘫痪，膝关节炎，疝气，脚气。

[穴位配伍] 配髀关、阳陵泉治下肢痿痹；配髀关、犊鼻治膝关节疼痛。

[准确定位] 在股前区，髌底上6寸，髂前上棘与髌底外侧端的连线上。

[快速取穴] 正坐，屈膝成直角，以手掌横纹中点按在髌骨上缘中点，手指并拢按压在大腿上，在中指尖端到达处，按压有酸胀感。

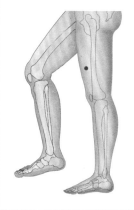

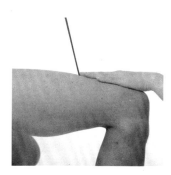

专家养生方

用拇指指腹垂直揉按本穴，每日坚持按摩，能消除腰痛膝冷，远离下肢麻痹的困扰。

梁丘
liáng qiū

舒筋活血，理气止痛

[主治] 腰痛，膝冷，下肢神经痛，膝关节炎，乳痈，痛经。

[穴位配伍] 配足三里、中脘治胃痛。

[准确定位] 在股前区，髌底上2寸，股外侧肌与股直肌肌腱之间。

[快速取穴] 端坐，下肢用力蹬直，髌骨外上缘上方凹陷处中心即是。

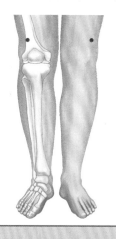

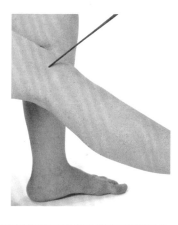

专家养生方

用拇指指腹按揉本穴，每次1～3分钟，每天坚持按摩，可以调节脾胃运化功能，远离胃痛、胃痉挛的困扰。

犊鼻
dú bí

疏风散寒，理气消肿

[主治] 膝关节痛，下肢麻痹，下肢瘫痪，腹胀，便秘。

[穴位配伍] 配阳陵泉、足三里治膝痛；配支沟、天枢治腹胀、便秘；配梁丘、委中治膝关节炎。

[准确定位] 在膝前区，髌韧带外侧凹陷中。

[快速取穴] 双手掌心向下，轻置于膝盖上，五指向下，中指下伸的顶端向外1横指即是。

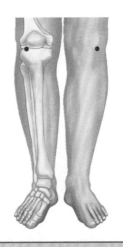
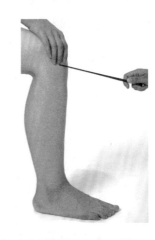

专家养生方

用中指指腹按揉本穴，每次1～3分钟，每天坚持，可以改善膝部疼痛、酸软，远离下肢麻痹、膝关节炎。

足三里
zú sān lǐ

调理脾胃，补中益气

[主治] 胃痛，呕吐，下肢痿痹，癫狂，乳痈，肠痈，食欲不振，腹泻，便秘。

[穴位配伍] 配中脘、内关治胃脘痛；配脾俞、气海、肾俞治腹鸣。

[准确定位] 在小腿外侧，犊鼻下3寸，犊鼻与解溪连线上。

[快速取穴] 在小腿外侧，犊鼻下4横指距胫骨前缘1横指。

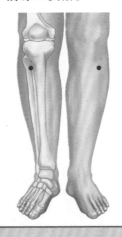
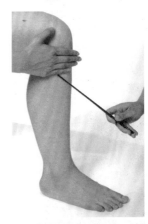

专家养生方

足三里既能补脾胃之气，又能补元气。用足三里保健，最好是艾灸，每次用艾条灸20～30分钟。也可用拇指指腹垂直按摩本穴，每天按摩5～10分钟。

上巨虚
shàng jù xū

调和肠胃，通经活络

[主治] 肠鸣，腹痛，泄泻，便秘，消化不良，下肢痿痹，脚气。

[穴位配伍] 配足三里、气海治便秘、泄泻。

[准确定位] 在小腿外侧，犊鼻下6寸，犊鼻与解溪连线上。

[快速取穴] 坐位屈膝，从足三里向下量4横指，在胫骨、腓骨之间可触及一凹陷处。

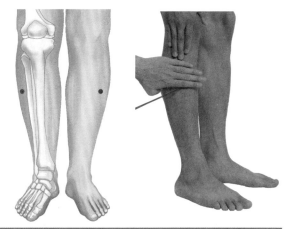

专家养生方

用拇指指腹按揉本穴，每次1～3分钟，能健脾和胃，改善消化不良、肠鸣、泄泻、便秘，还能促进血液循环，预防下肢痿痹。

条口
tiáo kǒu

舒筋活络，理气和中

[主治] 肩臂痛，下肢痿痹，腹痛。

[穴位配伍] 配肩髃、肩髎治肩臂痛。

[准确定位] 在小腿外侧，犊鼻下8寸，犊鼻与解溪连线上。

[快速取穴] 侧坐屈膝，上巨虚下3横指，犊鼻与解溪连线上。

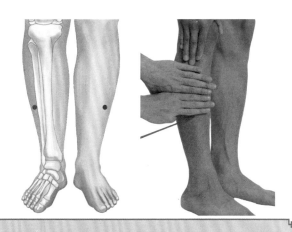

专家养生方

用拇指指腹垂直按揉本穴，每次1～3分钟，每天坚持按摩，可以增强肠胃功能，改善下肢血液循环。

下巨虚
xià jù xū

调理肠胃，安神定志

[主治] 小腹痛，泄泻，痢疾，下肢痿痹，乳痛。

[穴位配伍] 配少泽治乳痛；配天枢、气海治腹痛。

[准确定位] 在小腿外侧，犊鼻下9寸，犊鼻与解溪连线上。

[快速取穴] 在小腿外侧，先找到条口穴，向下量1横指，凹陷处即是。

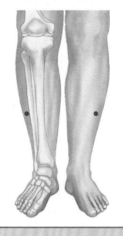
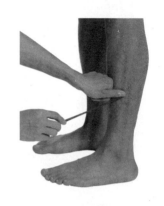

专家养生方

用拇指指腹由内而外按揉本穴，每次1～3分钟，每天坚持按摩，可通经络，调肠胃，远离腹痛、泄泻、下肢痿痹的困扰。

丰隆
fēng lóng

健脾化痰，和胃降逆

[主治] 痰多，咳嗽，头痛，眩晕，下肢痿痹，便秘，癫狂。

[穴位配伍] 配风池治眩晕；配膻中、肺俞治咳嗽痰多。

[准确定位] 在小腿外侧，外踝尖上8寸，胫骨前肌的外缘。

[快速取穴] 坐位屈膝，先确定犊鼻的位置，取犊鼻与外踝尖连线的中点，在腓骨略前方肌肉丰满处，按压有沉重感。

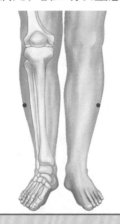
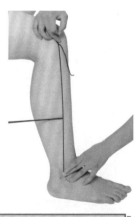

专家养生方

用食指、中指、无名指一起按压本穴，每次3分钟，长期坚持按摩，可以有效缓解咳嗽、头痛、眩晕等不适，促进人体新陈代谢。

解溪
jiě xī

舒筋活络，清胃化痰

[主治] 头痛，眩晕，腹胀，便秘，癫狂，下肢痿痹，踝关节病，足下垂。

[穴位配伍] 配昆仑、太溪治踝部疼痛；配商丘、血海治腹胀。

[准确定位] 在踝区，踝关节前面中央凹陷中，踇长伸肌腱与趾长伸肌腱之间。

[快速取穴] 正坐，屈足背，与外踝尖齐平，在趾长伸肌腱与踇长伸肌腱之间的凹陷中，按之有酸胀感。

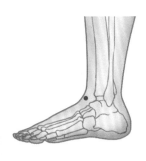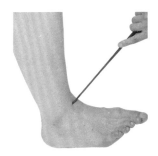

专家养生方

用拇指指腹按揉本穴，每次 1 ~ 3 分钟，每天坚持按摩，可以促进血液循环，缓解头痛、头晕、踝部疼痛等不适。

内庭
nèi tíng

清胃泻火，理气止痛

[主治] 牙痛，鼻衄，腹泻，痢疾，便秘，热病，咽喉肿痛，足脊肿痛。

[穴位配伍] 配合谷治牙龈肿痛；配太冲、曲池、大椎治各种热病。

[准确定位] 在足背，第 2、3 趾间，趾蹼缘后方赤白肉际处。

[快速取穴] 在足背第 2 趾骨和第 3 趾骨结合部的凹陷处。

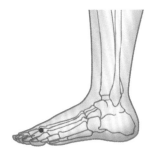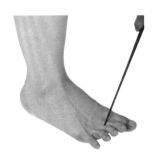

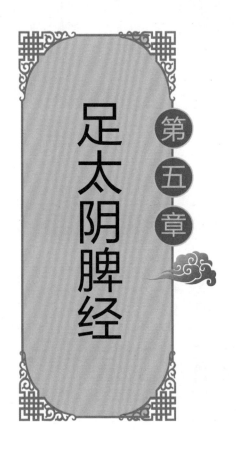

第五章

足太阴脾经

【经脉循行】起于足大趾末端，沿着大趾内侧，经过第1跖趾关节后面，上行至内踝前面，再沿小腿内侧胫骨后缘上行，至内踝8寸处交于足厥阴经之前，再沿膝股部内侧前缘上行，进入腹部，属脾，联络胃；再经过横膈上行，夹咽部两旁，连系舌根，分散于舌下。其支脉，从胃上膈，注心中。

【主治疾病】腹痛，胃痛，吐泻，便秘，痔疮；月经不调，白带过多；不孕，遗精，阳痿；下肢痿痹，胸胁痛。

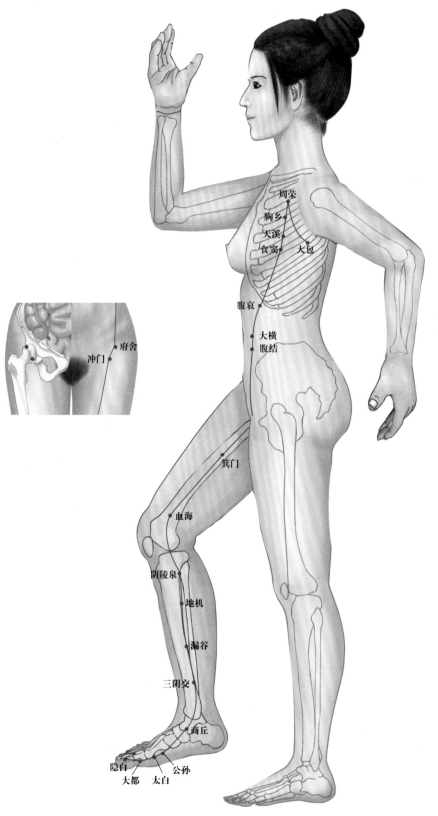

周荣

胸乡

天溪

食窦

大包

腹哀

大横

腹结

府舍

冲门

箕门

血海

阴陵泉

地机

漏谷

三阴交

商丘

隐白

大都

太白

公孙

脾主运化，是指脾将饮食水谷转化为水谷精微，并将精微物质吸收转输至全身脏腑，以维持其生理功能。脾的运化功能包括运化水谷和运化水液两个方面。食物必须依赖于脾的运化功能，才能将水谷化为精微，也有赖于脾的传输功能使水谷精微输布全身。水谷精微，是人体所需营养物质的主要来源，也是生成气血的主要物质基础，所以说脾为后天之本，气血生化之源。人体所摄入的水液，经过脾的吸收和转化以布散全身，同时也将多余的水液及时转输于肺和肾，通过肺的宣发和肾的气化作用，化为汗和尿排出体外。

脾还有升清和统血的功能。若脾气虚不能升清，则水谷不能运化，气血生化无源，可出现神疲乏力、头晕、腹泻等。脾气下陷，则可见久泄脱肛，甚至内脏下垂等。若脾不统血，脾气固摄血液的功能减弱，则会出现便血、尿血、崩漏等。

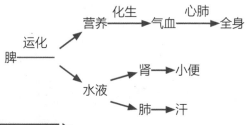

脾、胃、子宫、卵巢、膀胱、前列腺。

经络症: 脾经不畅，容易湿重疲倦，全身困重，以及沿经脉所过的大腿、膝、足趾肿胀，麻痹，怕冷。

脏腑症: 脾经功能下降，脘腹胀满，不思饮食，呕吐嗳气，便溏，食难消化。脾气绝则肌肉松软、消瘦萎缩。

亢进热证时症状: 消谷善饥，胁下胀痛，呕吐，排气，足膝关节疼痛，第1脚趾活动困难，失眠。

衰弱寒证时症状: 消化不良，胃胀气，排泄物积囤，上腹部疼痛，呕吐，肢倦乏力麻木，腿部静脉曲张，嗜睡，皮肤易损伤。

隐白
yǐn bái

调经统血，健脾回阳

[主治] 月经过多，崩漏，便血，尿血，牙龈出血，小儿惊风。

[穴位配伍] 配地机、三阴交治出血症。

[准确定位] 在足趾，大趾末节内侧，趾甲根脚侧后方 0.1 寸（指寸）。

[快速取穴] 正坐位，把脚抬起，放置另一大腿上。用另一手拇指按压足大趾内侧趾甲角旁即是。

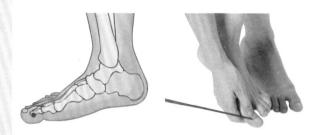

专家养生方

用拇指指甲垂直按摩本穴，每次 1～3 分钟，长期坚持按摩，能够治疗女性痛经、崩漏。

大都
dà dū

健脾和中，泄热止痛

[主治] 腹胀，呕吐，腹泻，胃痛，便秘，小儿抽搐，足趾痛。

[穴位配伍] 配足三里、天枢治腹胀。

[准确定位] 在足趾，第 1 跖趾关节前下方赤白肉际凹陷中。

[快速取穴] 正坐，在足大趾与足掌所构成的关节前下方掌背交界线处可触及一凹陷，按压有酸胀感。

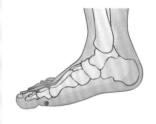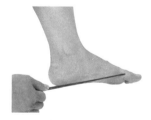

专家养生方

用拇指指甲垂直按摩本穴，每次 1～3 分钟，长期坚持，能健胃消胀，还有助于钙质的吸收，预防老年骨质疏松症。

太白
tài bái

健脾和胃，清热化湿

[主治] 胃痛，便秘，肠鸣，腹胀，泄泻，呕吐，痢疾。

[穴位配伍] 配足三里、中脘治胃痛。

[准确定位] 在跖区，第1跖趾关节后下方赤白肉际凹陷中。

[快速取穴] 正坐位，把脚抬起，放置另一大腿上，足内侧缘，足大趾本节后下方赤白肉际凹陷处即是。

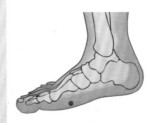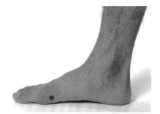

专家养生方

用拇指指腹垂直按压本穴，每次1～3分钟，长期坚持，能理气和胃，增进食欲，调养肠胃。

公孙
gōng sūn

健脾和胃，调理冲任

[主治] 胃痛，呕吐，腹泻，痢疾，心烦，失眠，逆气里急。

[穴位配伍] 配中脘、内关治胃痛。

[准确定位] 在跖区，第1跖骨底的前下缘赤白肉际处。

[快速取穴] 正坐，将左足翘起放在右腿上。将另一侧手的食指和中指并拢，中指位于足内侧大趾的关节后，则食指所在的位置即是。

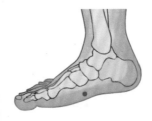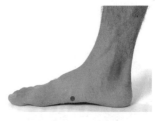

专家养生方

使用公孙穴时，可以使用灸法，用艾条熏灸此穴，每次15分钟左右，能够温补脾阳。灸的时候有个窍门，叫雀啄灸，就是皮肤感觉有点发烫，马上拿开，然后再接着熏灸。反复进行，犹如小鸟啄食，可以很好地保护皮肤。

商丘
shāng qiū

健脾化湿，通调肠胃

[主治] 足踝疼痛，痔疮，腹胀，腹痛，泄泻，便秘，黄疸，消化不良。

[穴位配伍] 配足三里、气海治腹胀。

[准确定位] 在踝区，内踝前下方，舟骨粗隆与内踝尖连线中点凹陷中。

[快速取穴] 侧坐垂足，于内踝前缘直线与内踝下缘横线之交点处，按压有酸胀感。

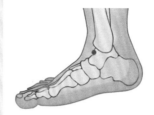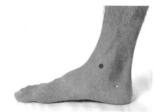

专家养生方

用拇指指腹用力揉按本穴，每次3分钟，每天坚持按摩，能调节脾胃运化，预防胃肠疾病，对踝关节也有保养作用。

三阴交
sān yīn jiāo

健脾和胃，调经止带

[主治] 月经不调，崩漏，痛经，遗精，早泄，疝气，泄泻，肠鸣、腹胀、腹泻，下肢痿痹，高血压，失眠，头晕。

[穴位配伍] 配中极、天枢、行间治月经不调。

[准确定位] 在小腿内侧，内踝尖上3寸，胫骨内侧缘后际。

[快速取穴] 侧坐垂足，在内踝尖上4横指处，胫骨内侧面后缘，按压有酸胀感。

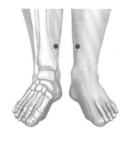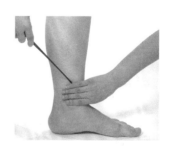

专家养生方

三阴交是脾经上元气的"仓库"，刺激三阴交能够调节经络气血运行，激发脾胃功能，从而使脾运化营养物质的功能增强。经常用拇指指尖垂直按压本穴，能有效防治失眠、神经衰弱，有助于调补肝、脾、肾三经气血，远离妇科炎症。

地机
dì jī

健脾渗湿，调经止带

[主治] 腹痛，腹泻，痛经，崩漏，月经不调，疝气，小便不利，水肿。

[穴位配伍] 配三阴交治痛经；配隐白治崩漏。

[准确定位] 在小腿内侧，阴陵泉下 3 寸，胫骨内侧缘后际。

[快速取穴] 取侧坐位，在小腿内侧，阴陵泉下 4 横指处，胫骨内侧缘后方，按压有酸胀感。

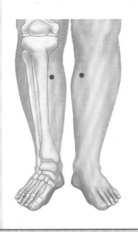
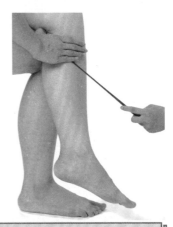

专家养生方

用拇指指腹揉按本穴，每次左右各 1～3 分钟，长期坚持按摩，对男女生殖系统都具有调养保健作用，还能改善胰岛素分泌，治疗糖尿病。

阴陵泉
yīn líng quán

健脾理气，通经活络

[主治] 小便不利，水肿，黄疸，腹胀，泄泻，痛经，膝痛，便秘，尿频，失眠。

[穴位配伍] 配三阴交治腹寒；配水分治水肿。

[准确定位] 在小腿内侧，胫骨内侧髁下缘与胫骨内侧缘之间的凹陷中。

[快速取穴] 侧坐位，将一腿跷起放在另一条腿上，另一侧手轻握膝下处，拇指指尖所指的膝下内侧凹陷处即是，按压有酸胀感。

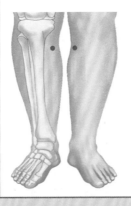
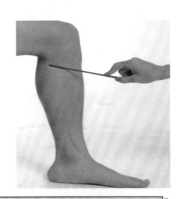

专家养生方

用拇指指腹按压本穴，每次左右各 1～3 分钟，每天坚持按摩，能有效缓解下肢麻痹，疏通血脉，保养膝关节。

血海
xuè hǎi

健脾化湿，调经统血

[主治] 月经不调，痛经，经闭，湿疹，荨麻疹，丹毒，膝股内侧痛。

[穴位配伍] 配三阴交治月经不调;配曲池治瘾疹。

[准确定位] 在股前区，髌底内侧端上2寸，股内侧肌隆起处。

[快速取穴] 屈膝90°，手掌伏于膝盖上，拇指与其他四指成45°，拇指尖处即是。

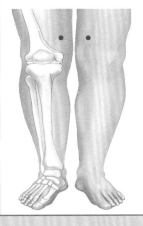
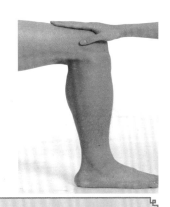

专家养生方

血海的主要功能就是化瘀导滞，是活血的主要穴位。合谷与血海合用配伍，通经活血的功能非常好。平时经常按揉本穴，能生血祛瘀，促进新陈代谢。

箕门
jī mén

健脾渗湿，通利下焦

[主治] 腹股沟肿痛、小便不利，遗尿。

[穴位配伍] 配太冲治腹股沟疼痛。

[准确定位] 在股前区，髌底内侧端与冲门的连线上1/3与下2/3交点，长收肌和缝匠肌交角的动脉搏动处。

[快速取穴] 仰卧位，血海与冲门连线上，血海穴上10寸。

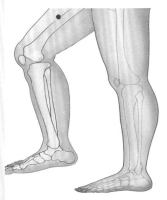
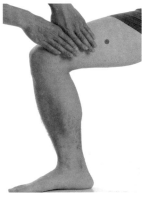

专家养生方

用拇指指腹用力按揉本穴，每次左右各按1～3分钟，每天坚持按摩，能改善泌尿生殖系统功能，治疗男性泌尿系统疾病。

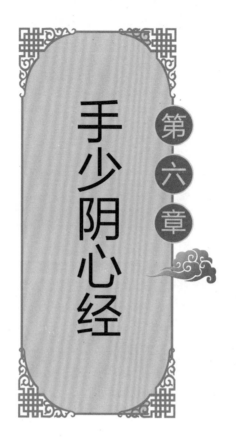

第六章

手少阴心经

【经脉循行】起于心中，出属心系，下行通过横膈，联络小肠。其支脉，从心系向上，夹着食道上行，连于目系。直行经脉，从心系上行到肺部，再向外下到达腋窝部，沿着上臂内侧后缘到达肘窝；再沿前臂内侧后缘，至掌后豌豆骨部，进入掌内，上于小指桡侧末端。

【主治疾病】心痛，心悸，胸胁痛；失眠，健忘，晕厥，神志病，肩臂痛，肘臂痛；等等。

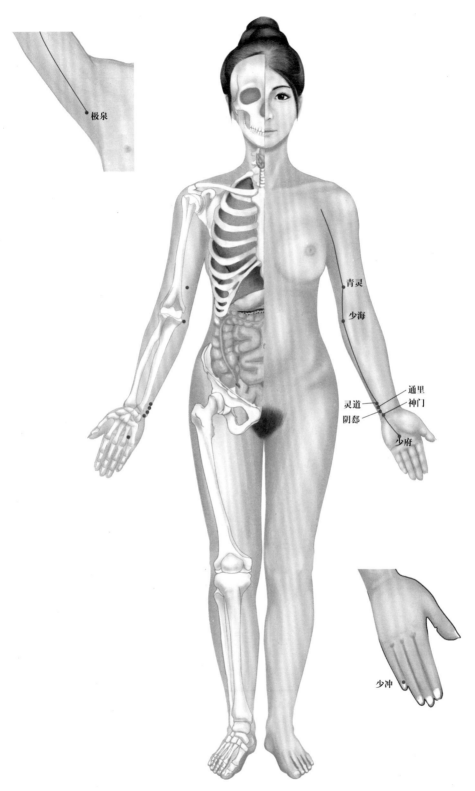

极泉

青灵

少海

通里
神门
灵道
阴郄
少府

少冲

心和心经的作用

《黄帝内经》曰："心为君主之官。"可见心脏是人体气血中的"核心总部"。心主血脉，是指心气有推动血液在脉管中循行运行的功能。

心藏神，是指心有主宰人体脏腑组织器官的生理活动和人的心理活动两方面功能。在脏腑生理活动中，心有如"指挥调度"，心神正常，则各脏腑器官便协调合作，健康有序；若心不藏神，心的指挥调度不力，气血运行道路就不能通畅，各器官就会受到影响，身体就大受损伤。心主神志功能正常，则精神振奋，思维敏捷；心主神志功能异常，则容易心烦、心慌、失眠多梦。

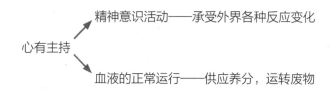

心有主持 → 精神意识活动——承受外界各种反应变化

心有主持 → 血液的正常运行——供应养分，运转废物

心经的相关器官

舌、脑、心脏。

胃经的警告信号

经络症：失眠，多梦，易醒，难入睡，健忘，痴呆，以及沿心经所过的手臂疼痛、麻痹、厥冷和血压不稳。

脏腑症：心烦，心悸，胸闷，心痛。心气绝则头发不泽，面色晦暗。

亢进热证时症状：心悸，兴奋，口干，处在有压力状态下，有压迫感，忧郁，内侧肩麻木，小指痛。

衰弱寒证时症状：胸口沉闷，呼吸困难，面色苍白，肩与前臂疼痛，四肢沉重，血液循环不足引起的晕眩。

极泉
jí quán

宽胸宁心，活络止痛

[主治] 心痛，心悸，胁肋疼痛，肩臂疼痛，瘰疬，腋臭。

[穴位配伍] 配神门、内关治心痛、心悸；配侠白治肘臂冷痛。

[准确定位] 在腋区，腋窝中央，腋动脉搏动之处。

[快速取穴] 正坐，手平伸，举掌向上，屈肘，掌心向着自己头部，以另手中指按腋窝正中凹陷处即是。

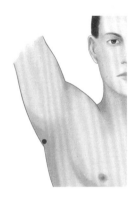
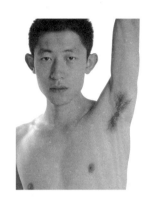

专家养生方

用中指指尖按压本穴，每次1～3分钟，经常按摩，可以增强心脏功能，远离心脑血管疾病。

少海
shào hǎi

理气通络，益心安神

[主治] 心痛，癔症，肘臂挛痛，臂麻手颤，牙痛，头项痛，腋胁部痛，瘰疬。

[穴位配伍] 配合谷、内庭治牙痛；配后溪治手颤、肘臂疼痛。

[准确定位] 在肘前区，横平肘横纹，肱骨内上髁前缘。

[快速取穴] 正坐、抬手，手肘略屈，手掌向上，用另手轻握肘尖、四指在外，以大拇指指腹所在的内肘尖内下侧、横纹内侧端凹陷处即是。

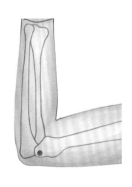
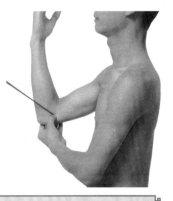

专家养生方

用拇指指腹按压本穴，每次1～3分钟，每天坚持按摩，可以预防手臂挛痛，增强心脏功能。

通里
tōng lǐ

安神定志，通经活络

[主治] 心悸,怔忡,头晕,暴喑,舌强不语,腕臂痛。

[穴位配伍] 配廉泉、哑门治不语；配内关、神门治心悸。

[准确定位] 在前臂前区，腕掌侧远端横纹上1寸，尺侧腕屈肌腱的桡侧缘。

[快速取穴] 坐位，仰掌，在前臂前区，于尺侧腕屈肌桡侧缘，腕掌侧远端横纹上1寸。

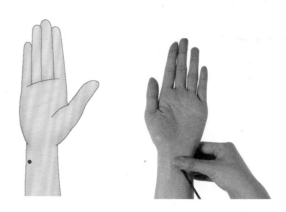

专家养生方

用拇指指腹按揉本穴，每次1～3分钟，每天坚持按摩，可以增强心脏功能，预防腕痛及心血管疾病。

神门
shén mén

安神宁心，通经活络

[主治] 心烦失眠,心悸,心绞痛,多梦,健忘。

[穴位配伍] 配内关、心俞治心绞痛；配内关、三阳交治失眠。

[准确定位] 在腕前区，腕掌侧远端横纹尺侧端，尺侧腕屈肌腱的桡侧缘。

[快速取穴] 微握拳，另一只手的四指握住手腕，拇指弯曲，指甲尖所在凹陷处即是。

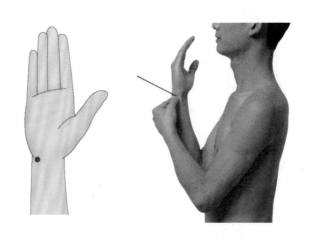

少府
shào fǔ

宁神定志，发散心火

[主治] 心悸,胸痛,痈疡,女性生殖器官疾病。

[穴位配伍] 配内关治心悸。

[准确定位] 在手掌,横平第 5 掌指关节近端,第 4、第 5 掌骨之间。

[快速取穴] 半握拳,小指指尖所指处即是。

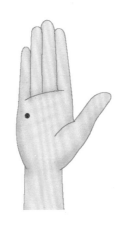
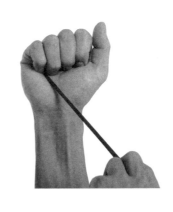

少冲
shào chōng

清热息风，醒神开窍

[主治] 心悸,心痛,胸胁痛,癫狂,热病,昏迷。

[穴位配伍] 配太冲、中冲、大椎治热病、昏迷。

[准确定位] 在手指,小指末节桡侧,指甲根角侧上方 0.1 寸（指寸）。

[快速取穴] 伸出四指,在小指指甲底部与小指桡侧缘引线交点处。

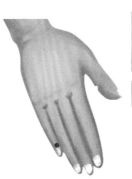
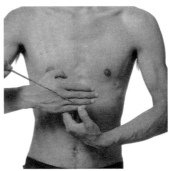

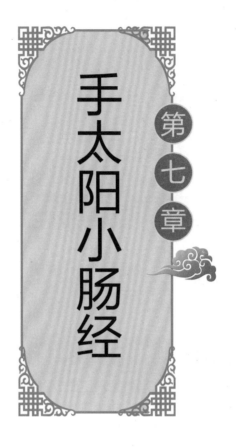

第七章

手太阳小肠经

【经脉循行】起于手小指尺侧端，沿手背外侧至腕部，出于尺骨茎突，直上沿外臂外侧后缘，经尺骨鹰嘴与肱骨内上髁之间，沿上臂外侧后缘，到达肩关节，绕行肩胛部，交会于大椎，向下进入缺盆部，联络心，沿着食管，经过横膈，到达胃部，属于小肠。其支脉，从缺盆分出，沿着颈部，上达面颊，到目外眦，向后进入耳中。另一支脉，从颊部分出，上行目眶下，抵于鼻旁，至目内眦，斜行络于颧骨部。

【主治疾病】耳聋，耳鸣，牙痛，面痛，咽喉肿痛；晕厥，癫痫；手指麻木，肘臂痛，颈项强痛；黄疸，热病，疟疾。

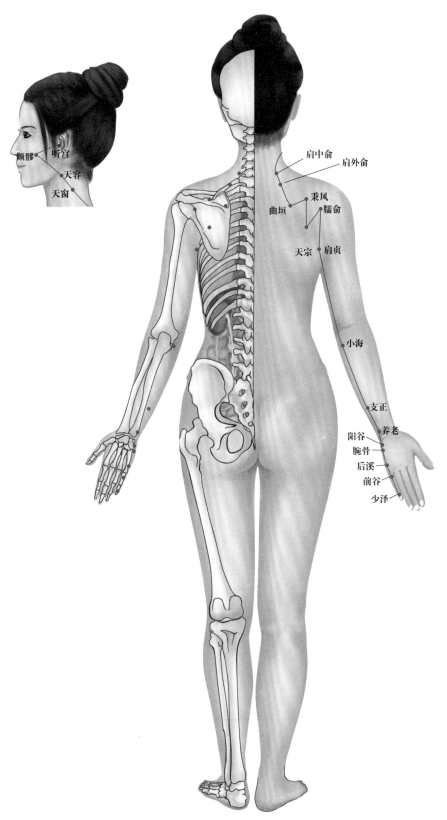

颧髎
听宫
天容
天窗

肩中俞
肩外俞
秉风
曲垣
臑俞
天宗
肩贞
小海
支正
养老
阳谷
腕骨
后溪
前谷
少泽

小肠和小肠经的作用

小肠作为受盛之官，作用是接受胃初步消化的食物，并精选吸收食物的精华，以输送到全身。小肠上连胃，下接大肠。食物的消化吸收及传输，主要是在小肠内进行。中医学认为，小肠与心有密切关联，心与小肠两脏腑之间有着功能上的相互配合和病理上的相互影响，互为表里。心火温煦小肠，才可以使小肠顺利吸收食物精华、排泄废物，并联系脾、胃的运作与协调。

小肠的两大功能是"受盛化物"和"泌别清浊"。受盛化物是接纳经过胃初步消化的食物，泌别清浊则是将胃消化后的食物区分为精华与糟粕，精华由脾脏转化为气血，食物残渣则传送到大肠。

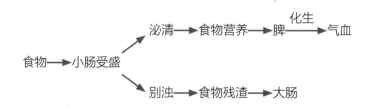

小肠经的相关器官

耳、腮腺、扁桃体、牙、眼、小肠。

小肠经的警告信号

经络症：耳聋，目黄，口疮，咽痛，下颌和颈部肿痛，以及沿经脉所过的手肩疼痛。

脏腑症：绕脐而痛，心烦，头痛，腰脊痛引，疝气，小便赤涩，尿闭、血尿，小肠气绝则自汗不止。

亢进热证时症状：颈、后脑、太阳穴、耳部疼痛，肚脐与下腹部疼痛，便秘，后肩胛至臂外侧疼痛。

衰弱寒证时症状：颔、颈浮肿，耳鸣，听力减退，呕吐，腹泻，手足怕冷，身体虚弱。

少泽
shào zé

清热通乳，散瘀利窍

[主治] 喉痛，昏迷，脑卒中，头痛，目翳，耳聋，乳痈，乳汁少。

[穴位配伍] 配膻中、乳根治乳汁分泌过少。

[准确定位] 在手指，小指末节尺侧，距指甲根角侧上方0.1寸（指寸）。

[快速取穴] 掌背向上、掌面向下，以另一只手轻握小指，弯曲大拇指，指尖所到达的小指指甲外侧下缘处即是该穴。

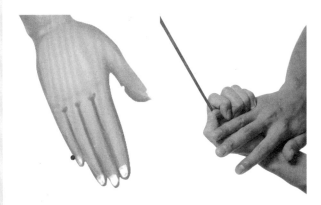

专家养生方

少泽穴为手太阳小肠经的井穴，用点刺出血治疗热症的效果较好。出现咽喉肿痛、牙痛等不适时，用三棱针点刺少泽穴出一滴血，症状能得到有效缓解。

前谷
qián gǔ

疏风散热，清利头目

[主治] 热病，头痛，耳鸣，耳聋，咽喉肿痛，产后无乳，乳痈，乳汁少。

[穴位配伍] 配耳门、翳风治耳鸣。

[准确定位] 在手指，第5掌指关节尺侧远端赤白肉际凹陷中。

[快速取穴] 正坐位，微握拳，小指本节（第5掌指关节）前的掌指横纹头赤白肉际处，按压有酸胀感。

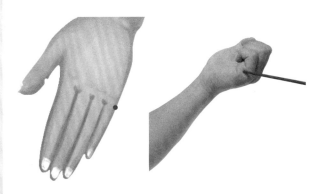

专家养生方

用拇指指腹按揉本穴，每次1～3分钟，长期坚持按摩，能缓解上肢麻痹、酸痛、无力症状，对前臂具有保健作用。

后溪
hòu xī

清心安神，通经活络

[主治] 腰痛，头痛，目赤，耳聋，咽喉肿痛，手指及肘臂挛痛，癫狂痫，疟疾。

[穴位配伍] 配翳风、听宫治耳鸣、耳聋。

[准确定位] 在手内侧，第5掌指关节尺侧近端赤白肉际凹陷中。

[快速取穴] 伸臂屈肘向头，上臂与前臂约成45°，轻握拳，手掌横纹的尾端在小指下侧边突起如一火山口状处即是。

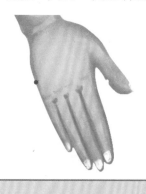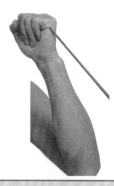

专家养生方

坐在电脑桌前时，可以把双手后溪穴的位置放在桌子沿上，用腕关节带动双手，轻松地来回滚动，即可达到刺激效果。在滚动中，会感到轻微的酸痛。每天按摩刺激3～5分钟，长期坚持，对颈椎、腰椎有较好的保健作用，也可以保护视力。

腕骨
wàn gǔ

清心安神，舒筋活络

[主治] 头项强痛，失眠，疟疾，手指及肘臂挛急，目翳，耳聋，目赤，黄疸，热病。

[穴位配伍] 配太冲、阳陵泉治黄疸。

[准确定位] 在腕区，第5掌骨底与三角骨之间的赤白肉际凹陷中。

[快速取穴] 屈肘，掌心向下，在手掌尺侧，第5掌指关节后的赤白肉际凹陷处即是。

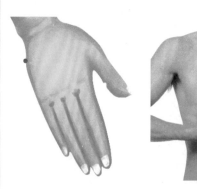

专家养生方

用拇指指腹按压本穴，每次1～3分钟，长期坚持按摩，能有效防治腕痛、落枕，对手部关节具有一定保养作用。

阳谷
yáng gǔ

明目安神，通经活络

[主治] 精神病，癫痫，神经性耳聋，耳鸣，口腔炎，腮腺炎，头痛，目眩，热病，腕痛。

[穴位配伍] 配阳池治腕痛；配间使治癫痫。

[准确定位] 在腕后区，尺骨茎突与三角骨之间的凹陷中。

[快速取穴] 屈肘，手背朝上，另一手四指轻托手臂，拇指置于小指侧手腕附近的骨头突出处的前方凹陷处，拇指所在处即是。

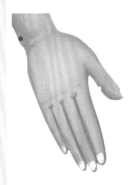
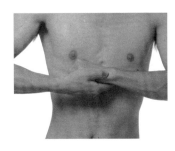

专家养生方

用拇指指腹按压本穴，每次 1～3 分钟，长期坚持按摩，能增强机体抗病能力，调节各脏腑功能。

养老
yǎng lǎo

明目清热，通经活络

[主治] 目视不明，肩、肘、背、臂等部位的酸痛，呃逆，落枕，急性腰痛，耳聋。

[穴位配伍] 配肩髃治肩、脊、肘、臂疼痛；配风池治头痛。

[准确定位] 在前臂后区，腕背横纹上 1 寸，尺骨小头桡侧凹陷中。

[快速取穴] 掌心向下，用另一手拇指按在尺骨小头的最高点上；然后掌心转向胸部，手指滑入的骨缝中即是。

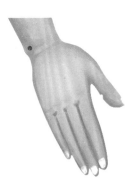
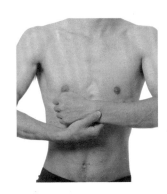

专家养生方

用食指指尖垂直向下按揉本穴，每次 1～3 分钟，长期坚持按摩，能舒筋活血、强身健体、远离脑血管疾病。

支正
zhī zhèng

清热通络，安神定志

[主治] 头痛，项强，肘部酸痛，热病，癫狂，疣症。

[穴位配伍] 配合谷治头痛。

[准确定位] 在前臂后区，腕背侧远端横纹上5寸，尺骨尺侧与尺侧腕屈肌之间。

[快速取穴] 正坐，掌心向胸，在阳谷与小海连线上，腕背横纹上5寸处。

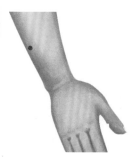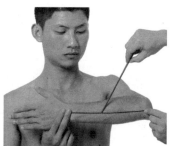

专家养生方

按摩支正穴的时候，可以采取揉、按、掐的手法，力度要适中，以出现酸痛感为宜。每次按大约100下，半个月以后能够有效缓解扁平疣。

小海
xiǎo hǎi

清热祛风，宁神定志

[主治] 肘臂疼痛，肌肉痉挛，头痛，癫痫。

[穴位配伍] 配手三里治肘臂疼痛。

[准确定位] 在肘后区，尺骨鹰嘴与肱骨内上髁之间的凹陷中。

[快速取穴] 伸臂屈肘向头，上臂与前臂约成90°。另手轻握肘尖，大拇指指腹所在的两骨间即是该穴。

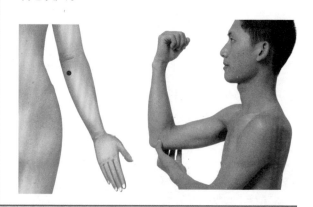

专家养生方

用拇指指腹垂直按揉本穴，每次1～3分钟，长期坚持按摩，能缓解肘臂疼痛，促进血液循环，改善贫血、头痛症状。

肩贞
jiān zhēn

醒脑聪耳，通经活络

[主治] 肩胛疼痛，手臂不举，上肢麻木，耳鸣，耳聋，瘰疬。

[穴位配伍] 配肩髃、肩髎治肩周炎；配肩髎、曲池、肩井、手三里、合谷治上肢不遂。

[准确定位] 在肩胛区，肩关节后下方，腋后纹头直上1寸。

[快速取穴] 双臂互抱，双手伸向腋后，中指指腹所在的腋后纹头上的穴位即是。

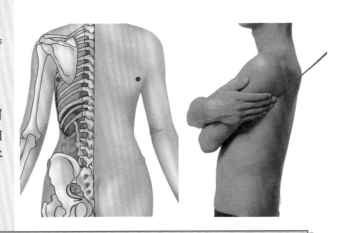

专家养生方

用中指指腹按压本穴，每次3分钟，每天坚持按摩，能有效缓解肩膀酸痛、肩周炎，还可以治疗耳疾，预防脑血管病后遗症。

颧髎
quán liáo

清热消肿，祛风止痛

[主治] 面痛口眼歪斜，眼睑瞤动，鼻炎，牙痛。

[穴位配伍] 配地仓、颊车治口歪；配合谷治齿痛。

[准确定位] 在面部，颧骨下缘，目外眦直下凹陷中。

[快速取穴] 正坐，目视前方，口唇稍微张开，轻举双手指尖朝上，掌心朝向面颊，拇指指腹放于脸颊两侧，由下向上推，至颧骨尖处的下缘凹陷，约与鼻翼下缘平齐处即是。

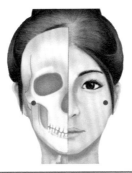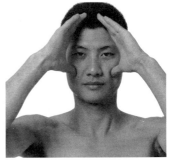

专家养生方

用食指指腹按揉本穴，每次1~3分钟，每天坚持按摩。可预防面部神经麻痹，促进面部血液循环，改善气色，延缓衰老。

听宫
tīng gōng

聪耳开窍，宁神定志

[主治] 耳鸣，耳聋，中耳炎，外耳道炎，头痛，头晕。

[穴位配伍] 配翳风、中渚治耳鸣、耳聋。

[准确定位] 在面部，耳屏正中与下颌骨髁突之间的凹陷中。

[快速取穴] 正坐目视前方，口微张开。举双手，指尖朝上，掌心向内。将大拇指指尖置于耳屏前凹陷正中处，则拇指指尖所在的位置即是。

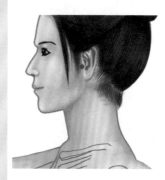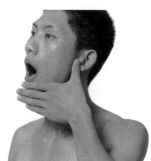

专家养生方

老年人经常用手指对听宫穴进行点按（一按一松）可以预防听力衰退。中耳炎患者在接受正规治疗的同时，也可通过按摩听宫穴来改善病情。

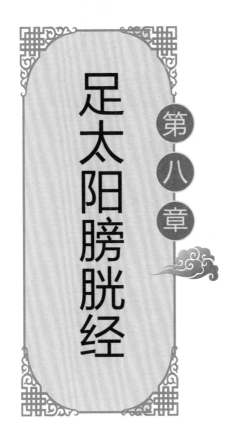

第八章

足太阳膀胱经

【经脉循行】起于内眼角，向上过额部，与督脉交会于头顶。其支脉，从头顶分出到耳上角。其直行经脉，从头顶入颅内络脑，在浅出沿枕项部下行，从肩胛内侧脊柱两旁下行达腰部，进入脊旁肌肉，入内络于肾，属于膀胱。一支脉从腰中分出，向下夹脊旁，通过臀部，进入腘窝中；一支脉从左右肩胛内侧分别下行，穿过脊旁肌肉，经过髋关节部，沿大腿外侧后缘下行，汇合于腘窝内，向下通过腓肠肌，出外踝的后方，沿第5跖骨粗隆，至小趾的外侧末端。

【主治疾病】咳喘，惊悸，呕吐，腹泻，月经不调，胎位不正，阳痿，遗精；目痛，目赤，目眩，鼻塞，鼻出血，耳鸣，耳聋，头痛，眩晕；晕厥，癫痫；颈项痛，胸背痛，腰腿痛。

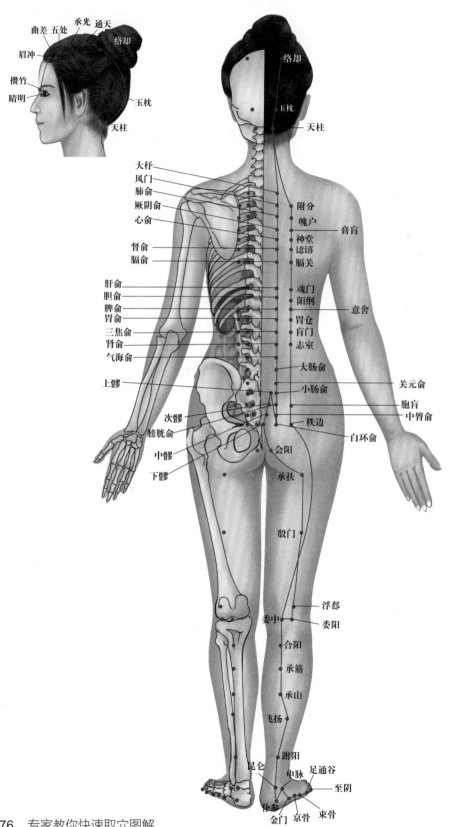

曲差 五处 承光 通天
眉冲
攒竹
睛明
络却
玉枕
天柱

络却
玉枕
天柱

大杼
风门
肺俞
厥阴俞
心俞

督俞
膈俞

肝俞
胆俞
脾俞
胃俞
三焦俞
肾俞
气海俞

上髎
次髎
膀胱俞
中髎
下髎

附分
魄户
神堂
譩譆
膈关

魂门
阳纲
胃仓
肓门
志室

大肠俞
小肠俞
秩边
会阳
承扶

膏肓

意舍

关元俞
胞肓
中膂俞
白环俞

殷门

浮郄
委中
委阳
合阳
承筋
承山
飞扬

跗阳
昆仑 申脉 足通谷
仆参
金门 京骨 束骨
至阴

膀胱和膀胱经的作用

膀胱的主要生理功能是贮尿和排尿。尿液为津液所化，经肾的气化作用，人体津液才通过出汗和小便排出。足太阳膀胱经有藏津液、司气化、主汗、排尿的作用。在肺气的配合下，敷布于体表，称为太阳之气。所以足太阳膀胱经气有保卫体表，抗御外邪入侵的功能。

足太阳膀胱经是抗御外邪的第一道防线，膀胱经出问题，整个经脉所过的头项、背腰、下肢都会僵硬酸痛，屈伸不利。经常按摩背部，是对膀胱经最好的保养。

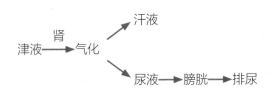

膀胱经的相关器官

头、鼻、眼、脑、脊柱、膀胱。

膀胱经的警告信号

经络症：本经虚寒则容易怕冷，流鼻涕、打喷嚏，以及沿经脉循行所过的项、背、腰、小腿疼痛和运动障碍。

脏腑症：小便不利，遗尿，尿浊，尿血，膀胱气绝则遗尿。

亢进热证时症状：尿频，前列腺炎，后背肌肉强直酸痛，脊椎部酸痛，下肢痉挛疼痛，头痛。

衰弱寒证时症状：尿液少，生殖器肿胀，背部肌肉胀痛，四肢倦重无力，眩晕，腰背无力。

攒竹
cuán zhú

疏风清热，通络明目

[主治] 眉棱骨痛，目视
不明，目赤肿痛，呃逆，
头痛，口眼歪斜，眼睑
下垂。

[穴位配伍] 配风池、太
阳治神经性头痛。

[准确定位] 在面部，眉头凹陷中，额切迹处。
[快速取穴] 正坐位，目视前方，在眉毛内侧端
有一凹陷处，按压有酸胀感。

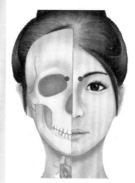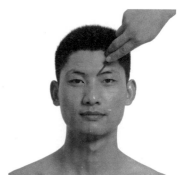

专家养生方

用手指指腹端由上往下按压，或用刮痧板从鼻根部内侧沿上眼眶骨，自下而上
外侧刮拭本穴，每次1～3分钟，能舒经活络，舒眉展目，缓解眼疲劳。

眉冲
méi chōng

疏风清热，清头明目

[主治] 头痛,眩晕,鼻塞,
癫痫。

[穴位配伍] 配太阳治
头痛。

[准确定位] 在头部，额切迹直上入发际0.5寸。
[快速取穴] 正坐位，在攒竹穴直上，入发际0.5
寸处，神庭与曲差连线之间，按压有痛感。

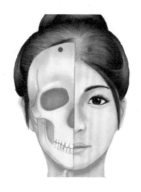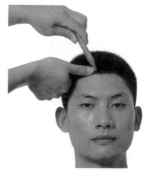

专家养生方

用中指指腹端由上往下按压，或用刮痧板刮拭眉目周围经穴，每次1～3分钟，
可以保护视力，治疗感冒头痛，远离鼻炎。

天柱
tiān zhù

疏风清头，通经活络

[主治] 头晕,目眩,头痛,项强,肩背痛,鼻塞,癫狂痫,热病。

[穴位配伍] 配大椎、列缺治头项强痛。

[准确定位] 在颈后区，横平第2颈椎棘突上际，斜方肌外缘凹陷中。

[快速取穴] 取坐位，后发际中点上0.5寸，再旁开1.3寸处，按压有酸胀感。

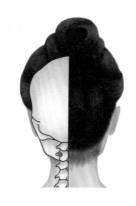 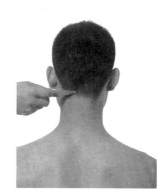

专家养生方

经常按摩天柱穴，可以改善脑部血液循环，通畅气血，调和百脉，使人精神饱满。

风门
fēng mén

宣肺解表，疏风清热

[主治] 伤风,咳嗽,发热,头痛,项强,胸背痛。

[穴位配伍] 配肺俞、大椎治咳嗽、气喘。

[准确定位] 在脊柱区，第2胸椎棘突下，后正中线旁开1.5寸。

[快速取穴] 取坐位，由颈背交界处椎骨的最高点（第7颈椎）向下数2个突起，即为第2胸椎棘突，其下左右旁开1.5寸即是。

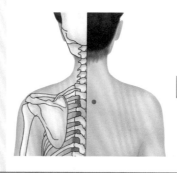 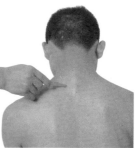

专家养生方

用拇指指腹按压本穴，每次左右各按揉1～3分钟，长期坚持按摩，可以改善颈肩部血液循环，缓解咳嗽、气喘，预防感冒。

肺俞
fèi shū

养阴清热，调理肺气

[主治] 发热，咳嗽，咯血，盗汗，鼻塞，毛发脱落，瘾疹。

[穴位配伍] 配风门治咳嗽、气喘；配合谷、迎香治鼻疾。

[准确定位] 在脊柱区，第3胸椎棘突下，后正中线旁开1.5寸。

[快速取穴] 取坐位，由颈背交界处椎骨的最高点(第7颈椎)向下数3个突起，即为第3胸椎棘突，其下左右旁开1.5寸处即是。

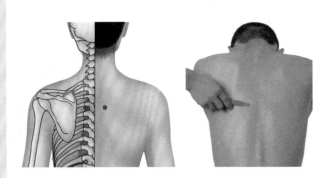

专家养生方

用手掌反复摩擦、敲捶本穴，每次1～3分钟，长期坚持按摩，能增强肺活量，调节呼吸功能，远离肺部疾病。

心俞
xīn shū

养血宁心，通络宽胸

[主治] 心痛，心悸，胸闷，气短，咳嗽，吐血，失眠，健忘，癫痫，遗精，盗汗。

[穴位配伍] 配神门、内关治失眠、健忘。

[准确定位] 在脊柱区，第5胸椎棘突下，后正中线旁开1.5寸。

[快速取穴] 取坐位，两肩胛骨下角水平线与脊椎相交所在的椎体为第7胸椎，向上数2个突起，即为第5胸椎棘突，其下左右旁开1.5寸处即是。

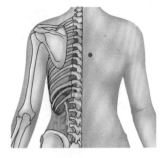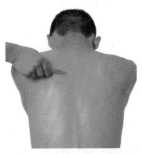

专家养生方

经常用按摩槌敲打刺激本穴，每次1～3分钟，长期坚持，能养护心脏，远离心脑血管疾病。

膈俞
gé shū

宽胸降逆，活血化瘀

[主治] 呕吐,呃逆,噎膈,
便血,咳嗽,气喘,吐血,
瘾疹,皮肤瘙痒,贫血,
盗汗。

[穴位配伍] 配内关、足
三里治呕吐、呃逆；配足
三里、血海治贫血。

[准确定位] 在脊柱区，第7胸椎棘突下，后正中线旁开1.5寸。

[快速取穴] 取坐位，两肩胛骨下角水平线与脊椎相交所在的椎体为第7胸椎，触摸到的突起即为第7胸椎棘突，其下左右旁开1.5寸处即是。

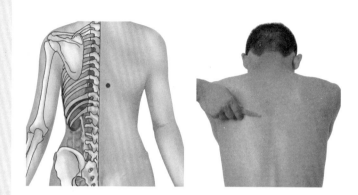

专家养生方

膈俞是八会穴中的血之会，是治疗血病的常用主穴。血虚及血瘀病证，首选血会膈俞。每天坚持按摩，能调节脾胃，改善脾胃虚弱。

肝俞
gān shū

疏肝理气，养血明目

[主治] 胁痛,黄疸,目疾,
癫狂,脊背痛。

[穴位配伍] 配商阳、光
明治目视不清；配脾俞、
志室治两胁胀痛。

[准确定位] 在脊柱区，第9胸椎棘突下，后正中线旁开1.5寸。

[快速取穴] 取坐位，两肩胛骨下角水平线与脊椎相交所在的椎体为第7胸椎，向下数2个突起，即为第9胸椎棘突，其下左右旁开1.5寸处即是。

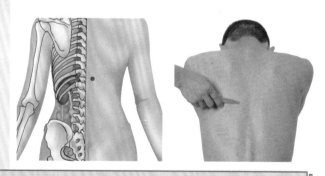

专家养生方

中医认为肝藏血，具有储存血液和调节血量的功能，对肝俞进行刺激，能增强肝脏的藏血和调节血量的功能。肝俞是养肝不可或缺的穴位。膈俞和肝俞配伍使用，既养血，又活血。肝俞与太冲搭配，能够补肝阴，养肝柔肝。用艾灸的效果很不错，可以经常用艾条灸10～20分钟。

胆俞
dǎn shū

疏肝利胆，理气解郁

[主治] 口苦,胁痛,肺痨,潮热。

[穴位配伍] 配膏肓、三阴交治肺痨、潮热。

[准确定位] 在脊柱区，第10胸椎棘突下，后正中线旁开1.5寸。

[快速取穴] 坐位，两肩胛骨下角水平线与脊椎相交所在的椎体为第7胸椎，向下数3个突起，即为第10胸椎棘突，其下左右旁开1.5寸处即是。

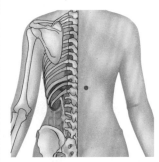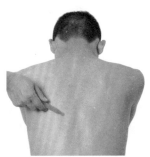

专家养生方

两手中指指腹按、揉、压，或用按摩槌敲打刺激本穴，每次1～3分钟，长期坚持按摩，能养护肝胆，预防肝胆疾病。

脾俞
pí shū

健脾利湿，益气和中

[主治] 腹胀,黄疸,呕吐,泄泻,痢疾,便血,水肿,多食善饥,身体消瘦,背痛。

[穴位配伍] 配足三里、支沟治腹胀、便秘。

[准确定位] 在脊柱区，第11胸椎棘突下，后正中线旁开1.5寸。

[快速取穴] 坐位，两肩胛骨下角水平线与脊椎相交所在的椎体为第7胸椎，向下数4个突起，即为第11胸椎棘突，其下左右旁开1.5寸处即是。

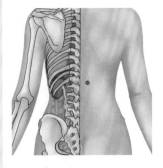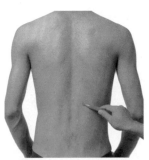

专家养生方

两手按揉或用按摩槌敲击刺激本穴，每次1～3分钟，长期坚持，可以增强脾胃机能，帮助消化吸收，远离肠胃疾病。

胃俞
wèi shū

理气和胃，化湿消滞

[主治] 胃脘痛，呕吐，腹胀，肠鸣，多食善饥，身体消瘦。

[穴位配伍] 配中脘、梁丘、足三里治胃痛。

[准确定位] 在脊柱区，第 12 胸椎棘突下，后正中线旁开 1.5 寸。

[快速取穴] 坐位，两侧髂嵴最高点的连线平对第 4 腰椎棘突，向上数 4 个突起即为第 12 胸椎棘突，其下左右旁开 1.5 寸处即是。

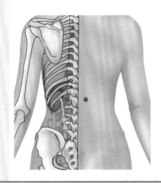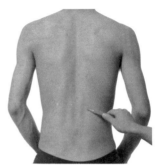

专家养生方

用按摩槌敲击刺激本穴，每次 1～3 分钟，长期坚持，能缓解腹部不适，改善消化不良，保养肠胃。

三焦俞
sān jiāo shū

通利三焦，疏调水道

[主治] 水肿，小便不利，腹胀，肠鸣，泄泻，痢疾，腰背强痛。

[穴位配伍] 配气海、足三里治腹胀、肠鸣。

[准确定位] 在脊柱区，第 1 腰椎棘突下，后正中线旁开 1.5 寸。

[快速取穴] 坐位，两侧髂嵴最高点的连线平对第 4 腰椎棘突，向上数 3 个突起即为第 1 腰椎棘突，其下左右旁开 1.5 寸处即是。

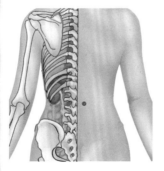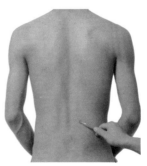

专家养生方

用按摩槌敲击刺激本穴，每次 1～3 分钟，长期坚持，能够缓解腰部疲乏，还能调节脏腑功能，使身体远离脏腑疾病。

肾俞
shèn shū

补肾益气，利水消肿

[主治] 遗尿，小便不利，水肿，遗精，阳痿，耳聋，耳鸣，月经不调，带下，不孕，腰痛，消渴。

[穴位配伍] 配关元、三阴交治遗精。

[准确定位] 在脊柱区，第2腰椎棘突下，后正中线旁开1.5寸。

[快速取穴] 坐位，两侧髂嵴最高点的连线平对第4腰椎棘突，向上数2个突起即为第2腰椎棘突，其下左右旁开1.5寸处即是。

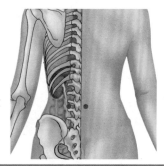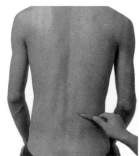

专家养生方

肾俞是肾的背俞穴，每天用艾条对着肾俞灸10～20分钟，能够振奋肾脏的元气，起到培元固本、益肾助阳的功效。

大肠俞
dà cháng shū

通肠利腑，强壮腰膝

[主治] 腹胀，泄泻，便秘，痔疮出血，腰痛，荨麻疹。

[穴位配伍] 配气海、足三里、支沟治便秘。

[准确定位] 在脊柱区，第4腰椎棘突下，后正中线旁开1.5寸。

[快速取穴] 坐位，两侧髂嵴最高点的水平连线平对第4腰椎棘突，其下左右旁开1.5寸处即是。

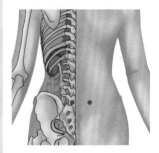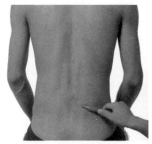

专家养生方

用按摩槌轻轻敲击刺激本穴，每次1～3分钟，长期坚持，能促进胃肠蠕动，远离胃肠疾病。

小肠俞
xiǎo cháng shū

通肠利腑，清热利湿

[主治] 腰骶痛，腹泻，痢疾，疝气，小腹胀痛，小便不利，遗精，白带。

[穴位配伍] 配肾俞、三阴交、关元治泌尿系统结石。

[准确定位] 在骶区，横平第 1 骶后孔，骶正中嵴旁开 1.5 寸。

[快速取穴] 坐位，从骨盆后面髂嵴最高点向内下方循摸可触及一高骨突起，与之平行的骶骨正中突起处即第 2 骶椎棘突，向上数 1 个突起，左右旁开 2 指处。

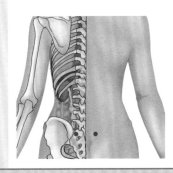
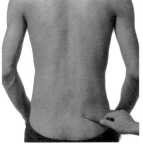

专家养生方

两手叉腰，用拇指按揉本穴，每次 1～3 分钟，长期坚持，能增强脾胃运化能力，预防腹胀、痢疾、泄泻。

膀胱俞
páng guāng shū

通调膀胱，清热利湿

[主治] 小便不利，遗尿，腰脊强痛，腿痛，泄泻，便秘。

[穴位配伍] 配中极、阴陵泉治小便不利。

[准确定位] 在骶区，横平第 2 骶后孔，骶正中嵴旁开 1.5 寸。

[快速取穴] 坐位，从骨盆后面髂嵴最高点向内下方循摸可触及一高骨突起，与之平行的骶骨正中突起处即第 2 骶椎棘突，左右旁开 2 指处。

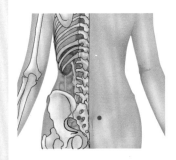
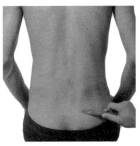

专家养生方

用中指指腹按揉本穴，每次 1～3 分钟，长期坚持按摩，能消炎利尿，防治糖尿病、夜尿症、膀胱炎。

上髎
shàng liáo

壮腰补肾，通经活血

[主治] 月经不调，赤白带下，阴挺，遗精，阳痿，大小便不利，腰骶痛。

[穴位配伍] 配三阴交、中极治小便不利。

[准确定位] 在骶区，正对第1骶后孔中。

[快速取穴] 俯卧，用食指、中指、无名指和小指按骶骨第1到第4骶椎棘突上，然后向外侧移形约1横指，有凹陷处，食指所指的位置即为上髎。

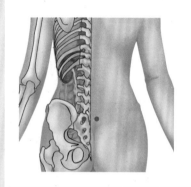
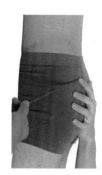

专家养生方

两手叉腰，用拇指指端按揉本穴，每次1～3分钟，长期坚持按摩，能有效缓解女性妇科疾病，预防腰骶痛。

次髎
cì liáo

壮腰补肾，理气活血

[主治] 遗精，阳痿，月经不调，赤白带下，腰骶痛，下肢痿痹。

[穴位配伍] 配血海、地机治痛经。

[准确定位] 在骶区，正对第2骶后孔中。

[快速取穴] 俯卧，用食指、中指、无名指和小指按骶骨第1到第4骶椎棘突上，然后向外侧移形约1横指，有凹陷处，中指所指的位置即为次髎。

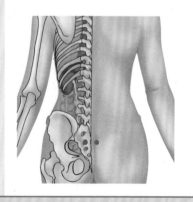
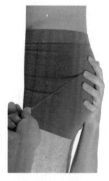

专家养生方

用拇指指端按揉本穴，每次1～3分钟，长期坚持按摩，能有效缓解痛经，补肾壮阳。

中髎
zhōng liáo

壮腰补肾，调经止痛

[主治] 月经不调，白带，小便不利，便秘，泄泻，腰骶疼痛。

[穴位配伍] 配足三里治便秘；配血海、次髎治月经不调。

[准确定位] 在骶区，正对第3骶后孔中。

[快速取穴] 俯卧，用食指、中指、无名指和小指按骶骨第1到第4骶椎棘突上，然后向外侧移形约1横指，有凹陷处，无名指所指的位置即为中髎。

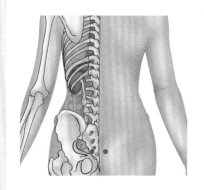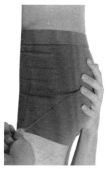

专家养生方

两手叉腰，用拇指指端按揉本穴，每次1～3分钟，长期坚持按摩，能有效缓解妇科疾病，补肾壮腰。

下髎
xià liáo

壮腰补肾，调经止痛

[主治] 腰骶痛，小腹痛，小便不利，带下。

[穴位配伍] 配气海治腹痛。

[准确定位] 在骶区，正对第4骶后孔中。

[快速取穴] 俯卧，用食指、中指、无名指和小指按骶骨第1到第4骶椎棘突上，然后向外侧移形约1横指，有凹陷处，小指所指的位置即为下髎。

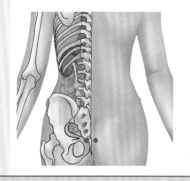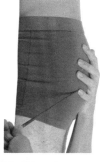

专家养生方

用手掌心横擦腰骶部，直至有热感直透皮肤为宜。随后用双手拇指点按穴位1分钟，然后轻叩数下。能缓解腰骶痛、小腹痛。

委阳
wěi yáng

舒筋利节，通利水道

[主治] 腰脊强痛，小腹胀满，小便不利，腿足拘挛疼痛。

[穴位配伍] 配三焦俞、肾俞治小便不利。

[准确定位] 在膝部，腘横纹上，股二头肌肌腱的内侧缘。

[快速取穴] 俯卧位，稍屈膝，在大腿后面，即可显露明显的股二头肌肌腱；在股二头肌肌腱的内侧缘，按压有酸胀感。

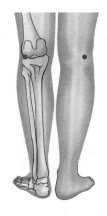 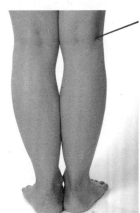

专家养生方

经常按摩此穴，能缓解腰脊疼痛、小腹胀满、小便不利等不适。

委中
wěi zhōng

舒筋利节，清热解毒

[主治] 腰背疼痛，腘筋挛急，半身不遂，下肢痿痹，丹毒，皮疹，腹痛，吐泻，遗尿，小便不利。

[穴位配伍] 配肾俞、阳陵泉、腰阳关治腰痛。

[准确定位] 在膝后区，腘横纹中点。

[快速取穴] 俯卧位，稍屈膝，在大腿后面，即可显露明显的股二头肌肌腱和半腱肌肌腱，在其中间，按压有动脉搏动处。

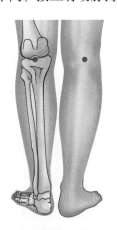 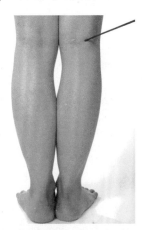

专家养生方

委中穴具有散瘀活血、清热解毒的功效，针刺委中穴对改善实热证引起的腰痛、泄泻等效果明显。

膏肓
gāo huāng

养阴清肺，补益虚损

[主治]肺痨，咳嗽，气喘，遗精，盗汗，健忘，肩胛痛。

[穴位配伍]配尺泽、肺俞治咳喘。

[准确定位]在脊柱区，第4胸椎棘突下，后正中线旁开3寸。

[快速取穴]坐位，在背部，两肩胛骨下角水平线与脊柱相交处为第7胸椎棘突，向上数3个突起即为第4胸椎棘突，其下左右旁开4指处。

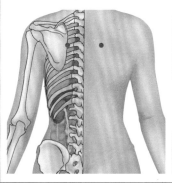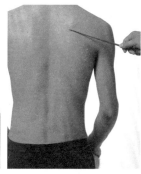

专家养生方

用刮痧板由上而下刮拭本穴，每次5～10分钟，经常刮拭，能疏通肩背血脉，调节脏腑功能，远离气喘、肺痨。

胃仓
wèi cāng

健脾和胃，理气消滞

[主治]胃脘痛，腹胀，小儿食积，水肿，背脊痛。

[穴位配伍]配足三里治胃痛。

[准确定位]在脊柱区，第12胸椎棘突下，后正中线旁开3寸。

[快速取穴]坐位，在背部，与两侧髂嵴最高点连线相平即为第4腰椎棘突，向上数4个突起，即第12胸椎棘突，其下左右旁开4指处。

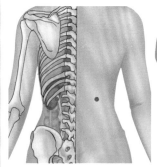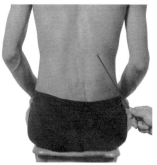

专家养生方

用按摩槌敲打刺激本穴，每次1～3分钟，长期坚持，可以调理脾胃，增强食欲，帮助消化。

秩边
zhì biān

疏通下焦，强壮腰膝

[主治] 腰骶痛，下肢痿痹，小便不利，便秘，痔疾。

[穴位配伍] 配委中、大肠俞治腰腿疼痛。

[准确定位] 在骶区，横平第4骶后孔，骶正中嵴旁开3寸。

[快速取穴] 坐位，在骶部，下髎穴水平，骶正中嵴左右旁开4指处。

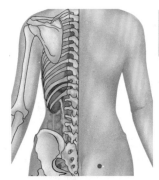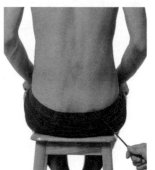

专家养生方

用中指指腹按揉本穴，每次1～3分钟，长期坚持按摩，可以缓解便秘、痔疾不适症状，还能强壮腰膝，远离腰骶痛、下肢痿痹。

合阳
hé yáng

疏经活络，祛风除湿

[主治] 腰脊强痛，下肢痿痹，疝气，崩漏。

[穴位配伍] 配承山治腓肠肌痉挛。

[准确定位] 在小腿后区，腘横纹下2寸，腓肠肌内侧头、外侧头之间。

[快速取穴] 俯卧位，在小腿后区，委中与承山的连线上，委中下3横指处，按压有酸胀感。

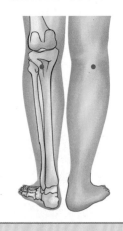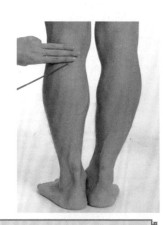

专家养生方

用拇指指腹按揉本穴，每次1～3分钟，长期坚持按摩，可以缓解腰腿痛、下肢麻痹，治疗崩漏、疝气。

承山
chéng shān

舒筋活络，理肠疗痔

[主治] 痔疮，便秘，腰腿疼痛，腹痛，疝气。

[穴位配伍] 配大肠俞治痔疮。

[准确定位] 在小腿后区，腓肠肌两肌腹与肌腱交角处。

[快速取穴] 俯卧位，下肢伸直或足跟上提，其腓肠肌部出现人字纹，在其下可触及一凹陷处，按压有酸胀感。

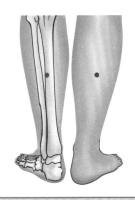
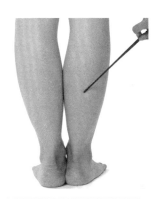

专家养生方

用拇指指腹揉按本穴，做环状运动，每次1～3分钟，长期坚持按摩，可以改善腹痛、便秘，缓解腰腿拘急、疼痛。

飞扬
fēi yáng

散风解表，清热利湿

[主治] 头痛，目眩，腰腿疼痛无力，痔疾。

[穴位配伍] 配委中治腿痛。

[准确定位] 在小腿后区，昆仑直上7寸，腓肠肌外下缘与跟腱移行处。

[快速取穴] 俯卧位，在小腿后区，腘横纹中点与外踝尖连线的中点，再向下方外侧量1寸处，可触及一凹陷处，按压有酸胀感。

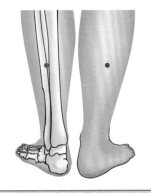
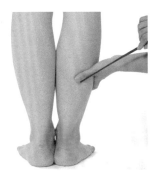

专家养生方

用食指、中指指腹揉按本穴，每次1～3分钟，长期坚持按摩，可以缓解腿部肌肉酸痛，预防风湿性关节炎。

跗阳
fū yáng

舒筋活络，清利头目

[主治] 头痛，头重，腰骶疼痛，下肢痿痹，外踝肿痛。

[穴位配伍] 配环跳、委中治下肢痿痹。

[准确定位] 在小腿后区，昆仑直上 3 寸，腓骨与跟腱之间。

[快速取穴] 侧坐位，在小腿后区，外踝尖与跟腱之间的凹陷中取昆仑，直上 3 寸，按压有酸胀感。

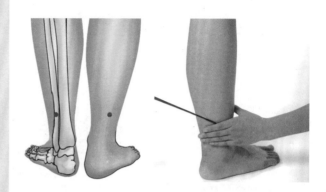

专家养生方

用拇指指腹从上至下刮按本穴，每次 1 ~ 3 分钟，每天坚持按摩，能促进下肢血液循环，预防下肢痿痹。

昆仑
kūn lún

舒筋活络，清利头目

[主治] 腰骶疼痛，足踝肿痛，滞产，头痛，项强，目眩，鼻衄，癫痫。

[穴位配伍] 配风池治头痛、目眩；配太溪治踝关节肿痛。

[准确定位] 在踝区，外踝尖与跟腱之间的凹陷中。

[快速取穴] 侧坐，在踝区，外踝尖与脚腕后的跟腱之间的凹陷中，按压有酸胀感。

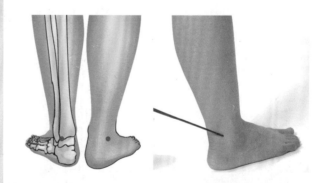

专家养生方

用拇指指腹按揉本穴，每次左右各按 3 ~ 5 分钟，长期坚持按摩，能缓解头痛、目眩等不适，预防下肢痿痹。

申脉
shēn mài

疏经活络，宁心安神

[主治] 痫症, 癫狂, 失眠, 足外翻, 头痛, 项强, 腰腿痛。

[穴位配伍] 配肝俞、肾俞、百会治眩晕; 配神门、脾俞、心俞治失眠。

[准确定位] 在踝区, 外踝尖直下, 外踝下缘与跟骨之间凹陷中。

[快速取穴] 侧坐, 在外踝尖下 0.5 寸, 外踝下缘与跟骨之间凹陷中。

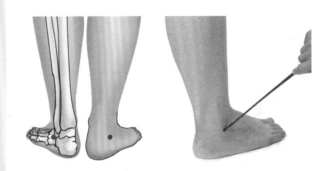

专家养生方

用艾条灸申脉穴能增强免疫力, 老人或体质偏寒的人适合经常灸此穴。

京骨
jīng gǔ

散风清热，宁神清脑

[主治] 头痛, 项强, 目翳, 腰腿痛, 癫痫。

[穴位配伍] 配百会、太冲治头痛。

[准确定位] 在足外侧, 第 5 跖骨粗隆下方, 赤白肉际处。

[快速取穴] 侧坐或俯卧位, 沿着小趾后面的长骨往后推, 可触及一突起, 即为第 5 跖骨粗隆, 突起下方掌背交界线上按压有一凹陷处。

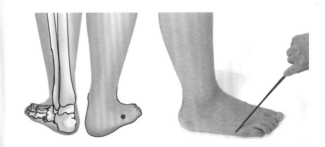

专家养生方

用刮痧板在本穴周围自上而下刮拭, 每次 3～5 分钟, 每天 1 次, 可缓解全身乏力、头痛目翳等不适症状。

束骨
shù gǔ

散风清热，清利头目

[主治] 癫狂，头痛，项强，腰腿痛。

[穴位配伍] 配肾俞、太冲治目眩。

[准确定位] 在跖区，第5跖趾关节的近端，赤白肉际处。

[快速取穴] 侧坐，在足小趾与足掌所构成的关节（第5跖趾关节）后方掌背交界线处可触及一凹陷，按压有酸胀感。

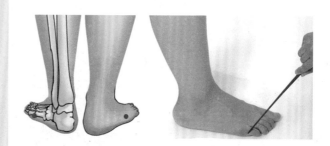

至阴
zhì yīn

疏风清热，矫正胎位

[主治] 胎位不正，难产，头痛，目痛，鼻塞，鼻衄。

[穴位配伍] 配太冲、百会治头痛。

[准确定位] 在足趾，小趾末节外侧，趾甲根角侧后方0.1寸（指寸）。

[快速取穴] 侧坐，在足小趾外侧，由足小趾甲外侧缘与下缘各作一垂线之交点，按压有酸痛感。

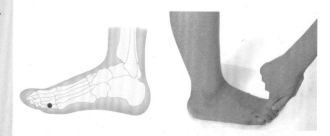

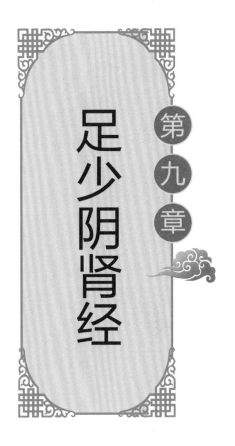

第九章

足少阴肾经

【经脉循行】起于足小趾下，斜走足心，行舟骨粗隆下，经内踝的后方，向下进入足跟中，沿小腿内侧上行，经腘窝内侧，沿大腿内侧后缘上行，贯脊柱，属于肾，络于膀胱。其直行支脉，从肾脏向上经过肝、膈，进入肺脏，沿着喉咙、夹舌根旁；另一支脉，从肺分出，联络心，流注于胸中。

【主治疾病】月经不调，痛经，不孕症，阴部瘙痒，遗精，阳痿；咳喘，咯血，胸胁胀满；腹痛，腹胀，呕吐，腹泻，便秘；耳鸣，耳聋，咽喉干痛，牙痛，头痛，眩晕；昏厥，癫狂痫，不寐；足跟痛，膝痛；水肿，多汗，乳腺炎。

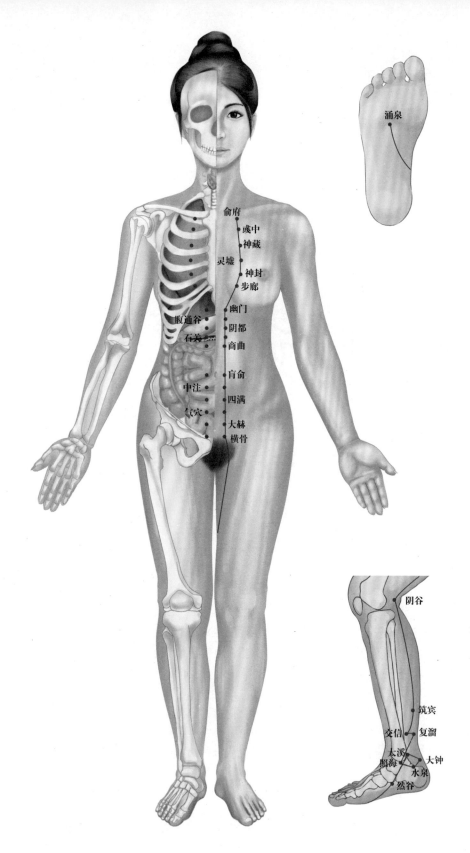

俞府
彧中
神藏
灵墟
神封
步廊
幽门
腹通谷
阴都
石关
商曲
肓俞
中注
四满
气穴
大赫
横骨

涌泉

阴谷
筑宾
交信
复溜
太溪
照海
大钟
水泉
然谷

肾和肾经的作用

肾在五行属水，由于足少阴肾经与足太阳膀胱经相互络属于肾与膀胱，故肾与膀胱相表里。

肾有三大主要功能：

1.肾藏精。肾藏精才能保证肾精的正常运化，肾精正常运化产生之元气有四大功用：一是对人体五脏六腑有直接濡养作用；二是推动经脉气血的正常运行；三是产生抵抗能力；四是延缓机体衰老。

2.肾主水。即人体水液的代谢，包括水液的产生、输布和排泄，调节着水分在各器官的运行和功用。

3.肾主纳气。是指肾具有摄纳肺吸入自然界的清气，调节呼吸的作用。实际上就是肾的封藏作用在呼吸运动中的具体体现。

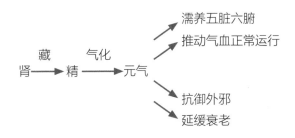

肾经的警告信号

经络症：肾阴不足，则以怕热为主，容易口干舌燥，慢性咽喉炎，气短喘促，心烦心痛，失眠多梦，五心烦热等；肾阳不足，则以怕冷为主，容易手足冰冷，面色苍白，神疲嗜睡，头晕目眩，腰膝酸软等。

脏腑症：主要表现在水肿，小便不利，遗精，阳痿，心悸，恐惧，耳鸣，眼花，目视不清。肾气绝则骨髓失养，骨质疏松，肌肉萎缩，齿松发枯，面色无华。

涌泉
yǒng quán

滋阴息风，醒脑开窍

[主治] 头痛, 头晕, 目眩, 失眠, 昏厥, 中暑, 小儿惊风, 大便困难, 小便不利, 足心热, 咽喉痛, 舌干。

[穴位配伍] 配然谷治喉痹; 配阴陵泉治热病; 配水沟、照海治癫痫。

[准确定位] 在足底, 屈足卷趾时足心最凹陷中。

[快速取穴] 坐位, 在足底部, 卷足时, 足前部凹陷处, 约在足底第2、第3趾蹼缘与足跟连线的前1/3与后2/3交点的凹陷处。

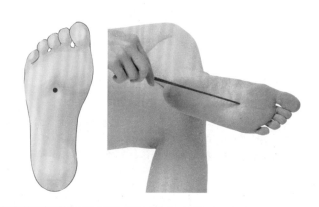

专家养生方

用拇指指腹按揉本穴, 每次3~5分钟, 长期坚持按摩, 可以治疗失眠, 强身健体, 延年益寿。

太溪
tài xī

滋阴益肾，壮阳强腰

[主治] 头痛, 目眩, 咽喉肿痛, 月经不调, 失眠, 健忘, 遗精, 阳痿。

[穴位配伍] 配飞扬治头痛、目眩; 配肾俞、志室治遗精。

[准确定位] 在踝区, 内踝尖与跟腱之间的凹陷中。

[快速取穴] 坐位, 由足内踝尖向后推至与跟腱之间的凹陷处, 大约相当于内踝尖与跟腱之间的中点, 按压有酸胀感。

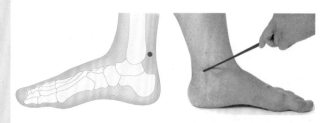

专家养生方

用拇指指腹揉按本穴, 每次1~3分钟, 长期坚持按摩, 可缓解由于肾虚而引起的腰膝酸软、手脚冰冷等症状, 还可以调节睡眠, 缓解健忘。

大钟
dà zhōng

利水消肿，活血调经

[主治] 咯血，气喘，腰脊强痛，痴呆，足跟痛，二便不利，月经不调。

[穴位配伍] 配太溪、神门治心悸、失眠。

[准确定位] 在跟区，内踝后下方，跟骨上缘，跟腱附着部前缘凹陷处。

[快速取穴] 坐位，先取太溪穴，由太溪穴向下量 0.5 寸处，再向后平推，与跟腱前缘可触及一凹陷，按压有酸胀感。

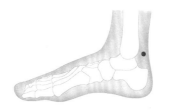 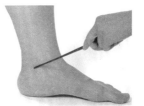

专家养生方

用拇指指腹揉按本穴，每次 1 ~ 3 分钟，长期坚持按摩，可以缓解胸痛、腰膝寒冷，还可治疗支气管炎。

照海
zhào hǎi

滋阴调经，息风安神

[主治] 咽喉干燥，痫证，失眠，惊恐不宁，目赤肿痛，月经不调，痛经，小便频数，癃闭。

[穴位配伍] 配列缺、天突、太冲、廉泉治咽喉病证；配神门、风池、三阴交治失眠症。

[准确定位] 在踝区，内踝尖下 1 寸，内踝下缘边际凹陷中。

[快速取穴] 坐位，在足内侧由内踝尖向下量 1 横指处的凹陷处，按压有酸胀感。

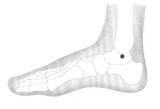 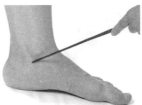

专家养生方

用双手拇指分别揉按两侧照海穴 2 ~ 3 分钟，每天坚持按揉 1 ~ 3 次，能缓解痛经、失眠等症状。

复溜
fù liū

补肾益阴，温阳利水

[主治] 泄泻,肠鸣,水肿,腹胀,腿肿,足痿,盗汗,脉微细时无,身热无汗,腰脊强痛。

[穴位配伍] 配后溪、阴郄治盗汗不止。

[准确定位] 在小腿内侧，内踝尖上2寸，跟腱的前缘。

[快速取穴] 坐位，先找到太溪，直上3横指，跟腱前缘处。

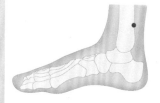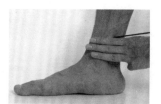

专家养生方

用拇指指腹推按本穴，每次1~3分钟，长期坚持按摩，可预防肾炎、神经衰弱、记忆力衰退，缓解手脚冰冷。

阴谷
yīn gǔ

益肾调经，理气止痛

[主治] 阳痿，癫狂，月经不调，崩漏，膝股内侧痛。

[穴位配伍] 配肾俞、关元治阳痿。

[准确定位] 在膝后区，腘横纹上，半腱肌肌腱外侧缘。

[快速取穴] 俯卧位，微屈膝，从膝内高骨向后缘推，在腘横纹内侧端可触及两条筋，两筋之间可触及一凹陷，按压有酸胀感。

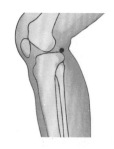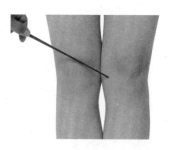

专家养生方

用手握住膝弯部位，拇指指腹按压本穴，做环状运动，每次1~3分钟，长期坚持，可以疏通经络，行气活血，提高男性性能力，远离泌尿系统疾病。

幽门
yōu mén

健脾和胃，降逆止呕

[主治] 腹痛，呕吐，善哕，消化不良，泄泻，痢疾。

[穴位配伍] 配中脘、建里治胃痛、噫嗝、呕吐；配天枢治腹胀、肠鸣、泄泻。

专家养生方

[准确定位] 在上腹部，脐中上6寸，前正中线旁开0.5寸。

[快速取穴] 仰卧位，在剑胸联合向下量2横指（拇指），再从前正中线旁开0.5寸处，按压有酸胀感。

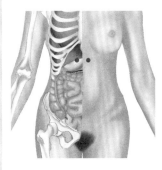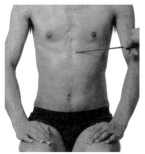

两手食指指腹按压本穴，做环状运动，每次3～5分钟，长期坚持按摩，能增强脾胃功能，促进消化，远离胃肠疾病。

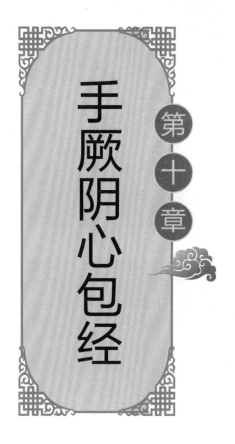

第十章

手厥阴心包经

【经脉循行】起于胸中，属心包络，向下经过横膈自胸至腹依次联络上、中、下焦。其支脉，从胸部向外侧循行，至腋下3寸处，再向上抵达腋部，沿上臂内侧下行于手太阴经、手少阴经之间，进入肘中，再向下到前臂，沿两筋之间，进入掌中，循行至中指的末端。一支脉从掌中分出，沿无名指到指端。

【主治疾病】心痛，心悸，胸闷；晕厥，癫痫，失眠；肘臂痛，手掌多汗；胃痛，口臭，咳喘，乳腺炎。

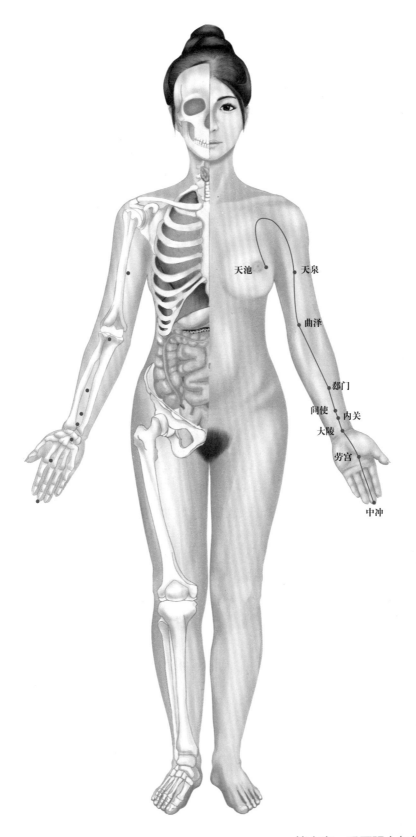

天池　　天泉

曲泽

郄门

间使　内关

大陵

劳宫

中冲

心和心包经的作用

心包，是心脏外面的包膜。中医认为，心包有保护心脏的作用，亦视之为心脏的一部分。心包像内臣，负责传达君主的一切情志变化，所以心包是最能反映出心脏的一切早期变化的。

心主"血脉"和"神明"，是人体的"君主"。中医认为，如将心脏比作"君主"的话，心包就好比"宫城"。心包是心的外卫，正常情况下有保护心脏、"代心行令"的功能，病理上却有"代心受邪"的作用。

心包与心的病证是相类似的，但临床上运用时，心包偏重于功能性的症状，如失眠、多梦、易醒、难入睡、健忘等；心则偏重于器质性的症状，如心律不齐、心痛心悸等。

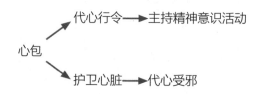

心包经的相关器官

心脏、肺。

心包经的警告信号

经络症：失眠、多梦、易醒、难入睡、健忘、口疮、口臭、全身痛痒等。

脏腑症：心烦、心悸、心翳、心痛、心闷、神志失常等。心包气绝则眼大无神直视，形体萎黄如烟熏。

亢进热证时症状：心烦，易怒，失眠多梦，胸痛，头痛，上肢痛，目赤，便秘。

衰弱寒证时症状：容易心悸，心动过缓，眩晕，呼吸困难，上肢无力，胸痛，目黄，易醒，难入睡。

天泉
tiān quán

理气活血，疏经活络

[主治] 心痛，咳嗽，上臂挛痛，胸胁胀满，胸背痛，上臂内侧痛，等等。

[穴位配伍] 配内关治心痛、心悸；配肺俞、支沟治咳嗽。

[准确定位] 在臂前区，腋前纹头下2寸，肱二头肌的长短头之间。

[快速取穴] 伸臂仰掌，在腋前皱襞上端与曲泽的连线上，腋前皱襞向下量2寸处，肱二头肌的长短头之间，按压有酸胀感。

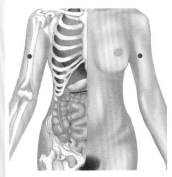
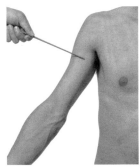

专家养生方

用中指指腹揉按天泉，每次1～3分钟，每天坚持按摩，能增强心肌功能，疏通血脉，防治心血管疾病。

曲泽
qū zé

通经活络，泄热除烦

[主治] 心痛，善惊，身热，心悸，胃痛，呕吐，暑热病，肘臂挛痛，上肢颤动。

[穴位配伍] 配内关、大陵治心胸痛；配少商、尺泽、曲池治肘臂挛痛。

[准确定位] 在肘前区，肘横纹上，肱二头肌腱的尺侧缘凹陷中。

[快速取穴] 正坐伸肘、掌心向上，微屈约45°，以另手轻握肘尖，四指在外，弯曲大拇指，用指尖垂直按压处即是。

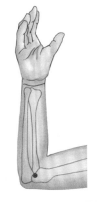
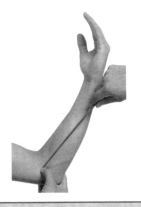

专家养生方

用拇指垂直点压本穴，每次1～3分钟，长期坚持按摩，可以改善胸闷、心慌等症状，预防心血管疾病。

郄门
xì mén

理气止血，安神止痛

[主治] 头痛，心悸，呕血，咯血，鼻衄，疔疮，癫痫，瘾症。

[穴位配伍] 配内关、曲池治心痛、心悸。

[准确定位] 在前臂前区，腕掌侧远端横纹上5寸，掌长肌腱与桡侧腕屈肌腱之间。

[快速取穴] 伸肘，微屈腕握拳，曲泽与大陵的连线中点处再向下量1横指（拇指），即1寸处，掌长肌腱与桡侧腕屈肌腱之间的凹陷中，按压有酸胀感。

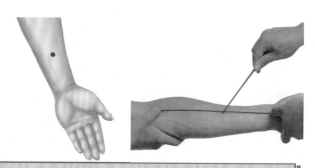

专家养生方

用拇指揉按本穴，每次1～3分钟，每天坚持按摩，能有效改善心动过速，缓解手臂肌肉拉伤、神经痛，远离心悸、心绞痛。

间使
jiān shǐ

清暑解热，活血通络

[主治] 心痛，心悸，胃痛，呕吐，热病，疟疾，癫狂痫，腋肿，肘挛，臂痛。

[穴位配伍] 配心俞、内关、少府治心痛、心悸；配支沟治疟疾。

[准确定位] 在前臂前区，腕掌侧远端横纹上3寸，掌长肌腱与桡侧腕屈肌腱之间。

[快速取穴] 腕掌侧远端横纹上4指，掌长肌腱和桡侧腕屈肌腱之间取穴。

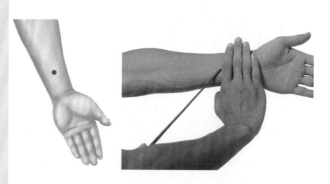

专家养生方

用拇指指腹按压本穴，每次1～3分钟，长期坚持按摩，可以缓解心痛、心悸，治疗胃痛、呕吐。

内关
nèi guān

宽胸理气，宁心安神

[主治] 心痛，胸痛，胃痛，呕吐，呃逆，失眠，癫狂，眩晕，中风，肘臂挛痛。

[穴位配伍] 配外关、曲池治上肢疼痛；配中脘、足三里治胃脘痛、呕吐。

[准确定位] 在前臂前区，腕掌侧远端横纹上2寸，掌长肌腱与桡侧腕屈肌腱之间。

[快速取穴] 将右手三个手指头并拢，无名指放在左手腕横纹上，这时右手食指和左手手腕交叉点的中点，就是内关穴。

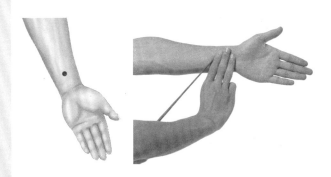

专家养生方

内关穴是手厥阴心包经上的重要穴位，是治疗多种疾病的首选按摩穴位。经常按摩内关能起到保护心脏的作用，适合老年人保健。

大陵
dà líng

清心降火，清除口臭

[主治] 失眠，心痛，心悸，精神病，呕吐，胃痛，手臂挛痛。

[穴位配伍] 配间使、丰隆、心俞治癫痫；配内关、曲泽治手腕痛。

[准确定位] 在腕前区，腕掌侧远端横纹中，掌长肌腱与桡侧腕屈肌腱之间。

[快速取穴] 正坐，手平伸，掌心向上，轻握拳，用另手握手腕处，四指在外，弯曲大拇指，以指尖（或指甲尖）垂直掐按两肌腱之间的凹陷处即是。

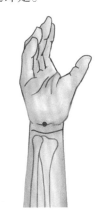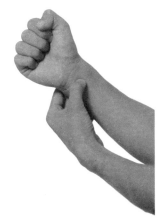

劳宫
láo gōng

清心开窍，除烦泻热

[主治] 中风昏迷，中暑，心痛，呕吐，口疮，鹅掌风。

[穴位配伍] 配水沟、十宣、曲泽、委中治昏迷。

[准确定位] 在掌区，横平第3掌指关节近端，第2、第3掌骨之间偏于第3掌骨。

[快速取穴] 手平伸，微曲约45°，掌心向上，轻握拳，屈向掌心，中指所对应的掌心的位置即是劳宫。

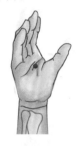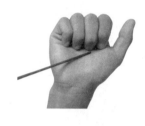

中冲
zhōng chōng

泻热清心，醒神通络

[主治] 昏迷，中暑，癔症，癫痫，小儿惊风。

[穴位配伍] 配内关、水沟治中暑、昏迷。

[准确定位] 在手指，中指末端最高点。

[快速取穴] 手平伸，掌心向上，微曲45°，用另手轻握，四指轻扶指背，弯曲大拇指，用指甲尖，垂直掐按中指端的正中即是。

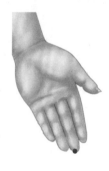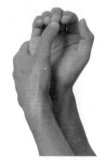

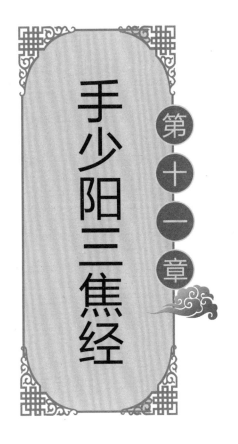

第十一章

手少阳三焦经

【经脉循行】起于无名指尺侧末端，向上经小指与无名指之间、手腕背侧，上达前臂外侧，沿桡骨和尺骨之间，过肘尖，沿上臂外侧上行至肩部，交出足少阳经之后，进入缺盆部，分布于胸中，散络于心包，向下通过横膈，从胸至腹，依次属上、中、下焦。其支脉，从胸中分出，进入缺盆部，上行经颈项旁，经耳后直上，到达额角，再下行至面颊部，到达眼眶下部。另一支脉，从耳后分出，进入耳中，再浅出到耳前，经上关，面颊到目外眦。

【主治疾病】头痛，目赤痛，牙痛，口眼歪斜，耳鸣，耳聋，咽喉肿痛；腹胀，水肿，遗尿；肘臂痛，颈、肩、背痛；疟疾；糖尿病。

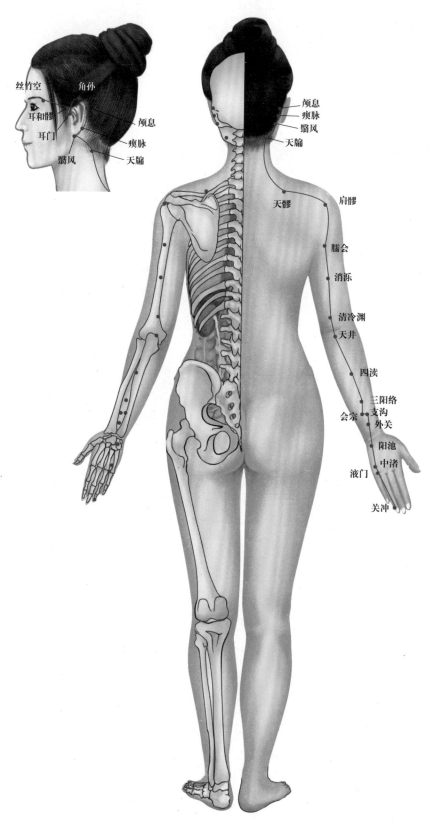

丝竹空　　　角孙

耳和髎
耳门
瘈脉
翳风

颅息
瘈脉
天牖

颅息
瘈脉
翳风
天牖

肩髎
天髎

臑会

消泺

清冷渊
天井

四渎

三阳络
会宗　　支沟
　　　　外关
　　　　阳池
　　　　中渚
液门

关冲

三焦与三焦经的作用

中医学中一般将膈以上的胸部称作"上焦"，包括心、肺和头面部；中焦是指膈以下至脐的腹部，包括脾与胃；下焦一般指脐以下至二阴的部位，包括肝、肾、大肠、小肠、膀胱等。上焦主宣发卫气，输布水谷精微和津液、发挥营养和滋润全身的作用，如雾露之溉，故称"上焦如雾"；中焦具有消化、吸收并输布水谷精微和津液，从而化生气血的作用，如酿酒一样，故称"中焦如沤"；下焦的主要功能是泌别清浊，排泄糟粕和尿液，有如水浊不断向外排泄，故称"下焦如渎"。

三焦有疏通水道、运行水液的作用。三焦相当于人体的渗透系统，掌握水分和可溶性物质的正常进出，起着调节内分泌的作用，内分泌失调就会影响全身各部位正常运转，出现各种全身症状，故有疑难杂症找三焦之说。在运用经络全息检查系统测定人体经络时，凡三焦经能力下降就很容易引起妇科内分泌失调和肿瘤。

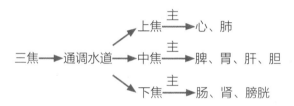

三焦经的相关器官

耳、眼、喉。

三焦经的警告信号

经络症：偏头痛，耳鸣，耳聋，咽喉肿痛，眼痛等头面五官病证，以及沿经络所过的颈项痛，肩背痛，肘臂痛。

脏腑症：上焦失调容易心烦胸闷，心悸咳喘；中焦失调容易脾胃胀痛，不思饮食；下焦失调容易水肿，遗尿，大小便异常等。上焦气绝则喜噫，中焦气绝则不能食，下焦气绝则二便失禁。

亢进热证时症状：耳鸣，耳痛，头痛，上肢痛，肩、颈无力，缺乏食欲，失眠，目赤肿痛。

衰弱寒证时症状：上肢无力麻木，面色白，呼吸表浅，发冷，尿少，身体倦怠，忧郁，肌肉松弛无力，听力障碍。

关冲
guān chōng

清热解毒，醒神开窍

[主治] 口干，头痛，臂肘痛不能举，视物不明，结膜炎，耳聋，热病，中暑。

[穴位配伍] 配人中、劳宫治中暑；配风池、商阳治热病。

[准确定位] 在手指，第4指末节尺侧，指甲根角侧上方0.1寸（指寸）。

[快速取穴] 正坐，举臂屈肘，掌心朝下举在自己的胸前，用另手四指轻抬四指端，弯曲大拇指，以指甲尖掐按无名指指甲根旁处即是。

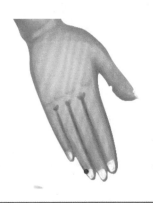
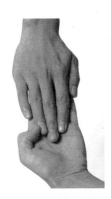

专家养生方

用一手手指捻按另一手无名指指甲两侧刺激本穴，每次1～3分钟，每天坚持按摩，可缓解心烦、耳鸣、头痛，对女性更年期症状也有缓解作用。

液门
yè mén

疏风散邪，清火散热

[主治] 头痛，目眩，咽喉肿痛，口疮，牙痛，目赤，耳鸣，耳聋，疟疾，手臂疼痛。

[穴位配伍] 配鱼际治咽喉肿痛。

[准确定位] 在手背，第4、第5指间，指蹼缘后方赤白肉际中。

[快速取穴] 正坐，伸手屈肘向自己胸前，掌心向下。轻握拳，用另一手轻扶小指侧掌心处，弯曲大拇指，用指尖或指甲尖垂直掐按两指间凹陷处即是。

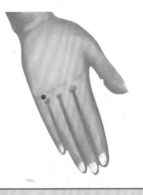
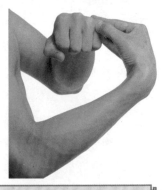

专家养生方

用拇指按压本穴，每次左右各1～3分钟，长期坚持，能缓解手臂疼痛，清火散热，远离疟疾、喉痹。

中渚
zhōng zhǔ

清热散邪，明目宜聪

[主治] 头痛,眩晕,耳聋,耳鸣,咽喉痛,失眠,热病,疟疾,肩背疼痛。

[穴位配伍] 配角孙治耳鸣、耳聋。

[准确定位] 在手背，第4、第5掌骨间，第4掌指关节近端凹陷中。

[快速取穴] 正坐，掌心向内。将另一手拇指置于掌心，另外四指并拢置于掌背，食指指尖置于液门穴处，无名指指尖所在的位置即是。

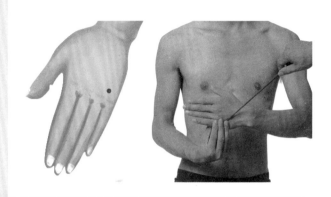

专家养生方

用拇指指腹按压本穴，每次1～3分钟，每天早、晚各1次，长期坚持按摩，可缓解肩、背、肘臂酸痛，改善手指不能屈伸，预防肩周炎、关节肿痛。

阳池
yáng chí

和解少阳，益阴增液

[主治] 腕痛无力,肩臂痛不得举,耳聋,耳鸣,眼睛红肿,咽喉肿痛,糖尿病。

[穴位配伍] 配合谷、曲池治手臂疼痛。

[准确定位] 在腕后区，腕背侧远端横纹上，指伸肌腱的尺侧缘凹陷中。

[快速取穴] 正坐，手平伸，屈肘向内，翻掌，掌心向下，用另一手轻握手腕处，四指在下，拇指在上，弯曲大拇指，以指尖垂直按指伸肌腱的尺侧凹陷处即是。

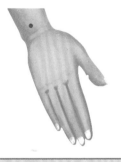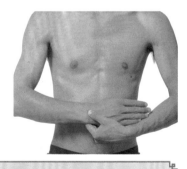

专家养生方

一手握住腕关节，用拇指指端垂直用力按压本穴，每次1～3分钟，左右手各1次，每天坚持按摩，能促进血液循环，改善手脚冰冷、阳虚、气虚症状，还能预防糖尿病。

外关
wài guān

清热解表，通经活络

[主治] 感冒，头痛，目赤肿痛，耳鸣，耳聋，胁肋痛，上肢痹痛，急性腰扭伤，落枕，热病。

[穴位配伍] 配足临泣治颈项强痛；配大椎、曲池治外感热病。

[准确定位] 在前臂后区，腕背侧远端横纹上2寸，尺骨与桡骨间隙中点。

[快速取穴] 抬臂，从腕背横纹中点直上量3横指处，在前臂尺骨与桡骨间隙中点，与内关相对，用力按压有酸胀感。

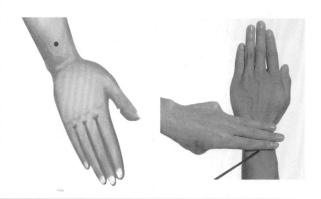

> 专家养生方
>
> 用拇指指尖点揉本穴，每次1～3分钟，早、晚各1次，每天坚持按摩，可以疏通血脉，使关节活动灵活，预防手颤、手指疼痛。

支沟
zhī gōu

清热理气，降逆通便

[主治] 便秘，耳聋，耳鸣，肩臂痛，心绞痛，肋间神经痛，热病，瘰疬。

[穴位配伍] 配天枢、足三里治便秘。

[准确定位] 在前臂后区，腕背侧远端横纹上3寸，尺骨与桡骨间隙中点。

[快速取穴] 从腕背侧远端横纹向上量4指，尺骨与桡骨间隙的中点处即是。

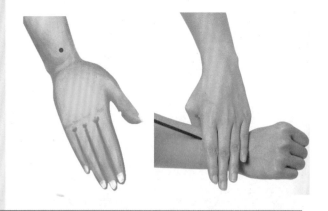

> 专家养生方
>
> 用拇指指腹揉按本穴，每次1～3分钟，每天坚持按摩，能够润肠排毒，缓解便秘，消除宿便，促进新陈代谢，还可预防面部色斑。

肩髎
jiān liáo

祛风利湿，疏通经络

[主治] 肩臂挛痛不遂，胁肋疼痛，肩关节周围炎。

[穴位配伍] 配肩井、天池、养老治上肢不遂、肩周炎。

[准确定位] 在三角肌区，肩峰角与肱骨大结节两骨间凹陷中。

[快速取穴] 站立，将两手手臂伸直，肩峰的后下方会有凹陷，肩髎穴就位于此凹陷处。

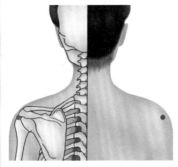
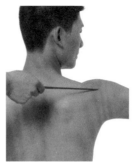

专家养生方

用拇指、食指和中指拿捏本穴，每次3～5分钟，长期坚持按摩，能疏通血脉，缓解肩臂疼痛，预防肩周炎。

天髎
tiān liáo

祛风利湿，疏通经络

[主治] 肩臂痛，胁肋疼痛，颈项强急。

[穴位配伍] 配秉风、天宗、曲垣治肩臂痛。

[准确定位] 在肩胛区，肩胛骨上角骨际凹陷中。

[快速取穴] 坐位或俯卧位，在肩胛区，肩井与曲垣中间，肩胛骨的内上角端，按压有酸胀感。

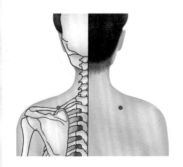
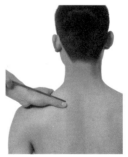

专家养生方

用拇指指腹按揉本穴，每次3分钟，长期坚持按摩，可以缓解颈项强痛，预防肩关节炎。

翳风
yì fēng

通利耳窍，祛风泄热

[主治] 耳鸣，耳聋，口眼歪斜，颊肿，牙痛，瘰疬，下颌关节炎，面神经麻痹，头痛。

[穴位配伍] 配地仓、承浆、水沟治口噤不开。

[准确定位] 在颈部，耳垂后方，乳突下端前方凹陷中。

[快速取穴] 侧坐或侧伏位，张口取穴，将耳垂向后按，正对耳垂边缘的凹陷处，按压有酸胀感。

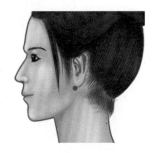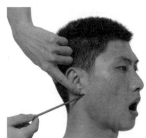

专家养生方

用中指指腹轻轻揉按本穴，每次3分钟，每天坚持按摩，可以改善听力，疏通面部经络，远离颊肿、口眼歪斜。

角孙
jiǎo sūn

清热散风，消肿止痛

[主治] 目翳，痄腮，齿龈肿痛，口腔炎，耳聋，耳鸣，偏头痛，目赤肿痛。

[穴位配伍] 配足临泣、太冲、率谷治眩晕。

[准确定位] 在头部，耳尖正对发际处。

[快速取穴] 侧坐位，折耳郭向前，耳尖尽处，张口时有凹陷处，按压有酸胀感。

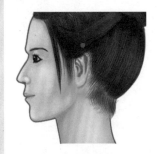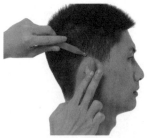

专家养生方

用拇指指腹按揉本穴，每次1～3分钟，长期坚持按摩，可缓解耳、眼等部位疼痛，并能有效治疗偏头痛。

耳门
ěr mén

开窍聪耳，泄热活络

[主治] 耳鸣,耳聋,聤耳,牙痛,颈颔痛。

[穴位配伍] 配丝竹空治牙痛。

[准确定位] 在耳区，耳屏上切迹与下颌骨髁突之间的凹陷中。

[快速取穴] 正坐，耳屏上缘前方，张口后凹陷处。

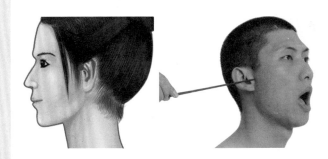

专家养生方

感冒后耳朵堵得厉害，每天按揉双侧风池和耳门3分钟，一周之后，症状会明显缓解。如果突然耳朵里嗡嗡作响、听力下降，每天在家里按揉两侧太溪和耳门3～5分钟，坚持1周症状就会消失。

丝竹空
sī zhú kōng

祛风镇惊，清头明目

[主治] 头痛,头晕,目眩,目赤疼痛,牙痛。

[穴位配伍] 配合谷、颊车、下关治牙痛。

[准确定位] 在面部，眉梢凹陷中。

[快速取穴] 正坐，举双手，四指指尖朝上，掌心向内，大拇指指腹，向内按两边眉梢外端凹陷处即是。

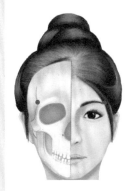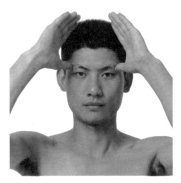

专家养生方

用拇指指腹由外向内按揉本穴，每次3分钟，每天坚持按摩，可以预防面神经麻痹，减少鱼尾纹，治疗牙齿疼痛。

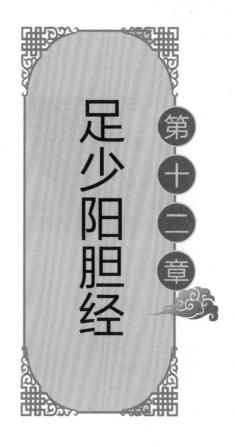

第十二章

足少阳胆经

【经脉循行】起于目外眦，上行额角部，下行至耳后，沿颈项部至肩上，下入缺盆。耳部分支，从耳后进入耳中，出走耳前到目外眦后方、外眦部支脉，从目外眦下走大迎，汇合于手少阳经到达目眶下，行经颊车，由颈部下行，与前脉在缺盆部汇合，再向下进入胸中，穿过横膈，络肝，属胆，再沿胁肋内下行至腹股沟动脉部，经过外阴部横行入髋关节部。其直行经脉从缺盆下行，经腋部、侧胸部、胁肋部，再下行与前脉汇合于髋关节部，再向下沿着下肢外侧至外踝前，沿足背部，止于第4趾外侧端。足背部分支，从足背上分出，沿第1、第2跖骨间，出于大趾端，穿过趾甲，出趾背毫毛部。

【主治疾病】头痛，眩晕，口眼歪斜，耳鸣，耳聋，牙痛，流鼻涕，眼科疾病；月经不调，白带过多；癫痫，多梦；目外眦痛，颈、肩、背痛，腰痛，下肢麻木；疟疾，乳腺炎。

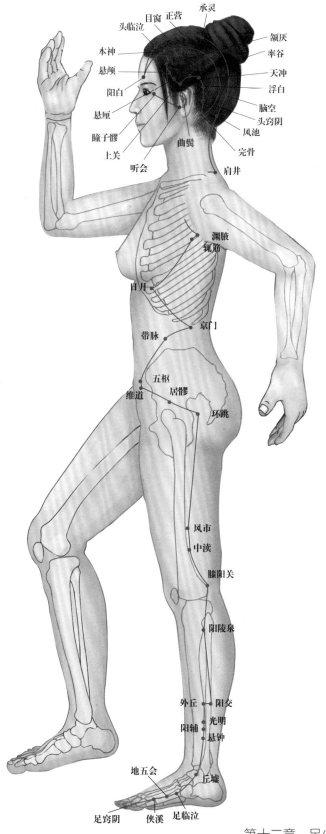

承灵
正营
目窗
头临泣
本神
悬颅
阳白
悬厘
瞳子髎
上关
听会
曲鬓

颔厌
率谷
天冲
浮白
脑空
头窍阴
风池
完骨
肩井

渊腋
辄筋
日月
京门
带脉
五枢
居髎
维道
环跳

风市
中渎
膝阳关
阳陵泉

外丘
阳交
阳辅
光明
悬钟
丘墟

地五会
足窍阴
侠溪
足临泣

胆和胆经的作用

胆者，中正之官，在精神意识活动过程中具有判断事物、作出决定的作用。《黄帝内经》曰："凡十一脏，取决于胆也。"意思是五脏的神志活动取决于胆，五脏中的心藏神，肝藏魂，肺藏魄，脾藏意，肾藏志。人的这些精神意识活动要有一定的主见和决断能力。

胆汁生成于肝脏，贮存于胆，在消化食物过程中向小肠排泄，以促进饮食水谷的消化和吸收。胆汁的排泄有赖于肝的疏泄功能所控制和调节，若肝失疏泄，脾气郁结，则胆汁排泄不利，出现胸胁胀满、食欲不振、腹胀、便溏等。

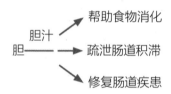

胆经的相关器官

眼、耳、喉、肝、胆。

胆经的警告信号

经络症：口苦、口干，偏头痛，白发，脱发，怕冷怕热，沿经脉所过的缺盆和腋下肿痛，膝、踝关节痛，坐骨神经痛。

脏腑症：胸胁苦满，胆怯易惊，不欲饮食，善太息，失眠、易怒，皮肤萎黄、便秘等。胆气绝则眉倾毛落。

亢进热证时症状：口苦，胸胁胀满，颈、下颌、咽喉不适，失眠，头痛，便秘，下肢外侧痛，足下热。

衰弱寒证时症状：虚弱，关节肿胀，下肢无力，目黄，吐苦水，嗜睡，夜汗，惊悸太息，呼吸沉闷，便溏。

听会
tīng huì

开窍聪耳，活络安神

[主治] 耳鸣，耳聋，流脓，齿痛，下颌脱臼，口眼歪斜，面痛，头痛。

[穴位配伍] 配耳门、听宫治耳鸣、耳聋。

[准确定位] 在面部，耳屏间切迹与下颌骨髁突之间的凹陷中。

[快速取穴] 侧坐位，张口取穴，手置于耳屏下方、下颌骨髁突后缘，按压有一凹陷，张口时凹陷更明显，按压有酸胀感。

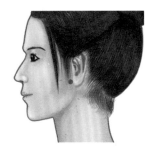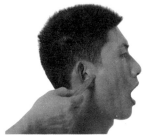

专家养生方

用中指指腹按压本穴，每次1～3分钟，再配合太冲、行间按摩，可以缓解牙痛、头痛等。针灸疗法对耳鸣、耳聋病程短者效果较好。

上关
shàng guān

通利耳窍，散风通络

[主治] 头痛，耳鸣，耳聋，聘耳，口眼歪斜，面痛，齿痛。

[穴位配伍] 配肾俞、翳风、太溪、听会治耳鸣、耳聋。

[准确定位] 在面部，颧弓上缘中央凹陷中。

[快速取穴] 正坐位，从耳屏向前量2横指，耳前颧弓上侧可触及一凹陷，张口时凹陷更明显，按压有酸胀感。

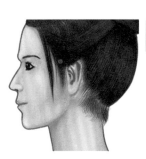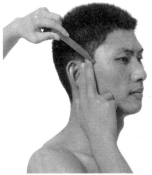

专家养生方

用中指指腹轻柔按摩本穴，每次3～5分钟，长期坚持按摩，可以预防视力减退，远离耳、口、面部疾病。

阳白

yáng bái

清头明目，祛风泄热

[主治] 头痛，目眩，目痛，视物模糊，眼睑下垂，口眼歪斜。

[穴位配伍] 配太阳、睛明、鱼腰治目赤肿痛、视物模糊、眼睑下垂。

[准确定位] 在头部，眉上1寸，瞳孔直上。

[快速取穴] 正坐位，在头部，目正视，自眉毛中间直上1横指处，按压有酸胀感。

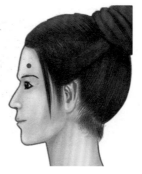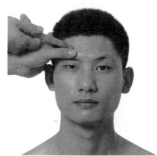

专家养生方

用中指指腹置于本穴上，垂直按揉1~3分钟，能有效治疗眼疾，促进头部血液循环，淡化抬头纹，美化额部。

头临泣

tóu lín qì

清头明目，安神定志

[主治] 头痛，目眩，目赤痛，流泪，目翳，鼻塞，鼻渊，耳聋，小儿惊痫，热病。

[穴位配伍] 配阳谷、腕骨、申脉治风眩；配肝俞治目翳。

[准确定位] 在头部，前发际上0.5寸，瞳孔直上。

[快速取穴] 正坐位，目正视，穴位在头部，瞳孔直上，入发际0.5寸处，按压有酸胀感。

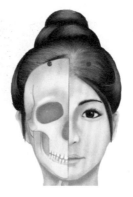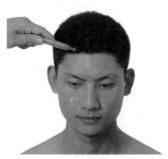

专家养生方

工作疲劳时，用双手食指指腹按揉穴位，能起到缓解疲劳、清神明目的效果。

风池
fēng chí

祛风解毒，通利宫窍

[主治] 头痛，眩晕，颈项强痛，感冒，中风、癫痫、口眼歪斜。

[穴位配伍] 配合谷、丝竹空治头痛；配百会、太冲、水沟、足三里、十宣治中风。

[准确定位] 在项后区，枕骨之下，胸锁乳突肌上端与斜方肌上端之间的凹陷中。

[快速取穴] 坐位，在头部，枕骨下斜方肌与胸锁乳突肌之间的凹陷中，约平风府，按压有酸胀感。

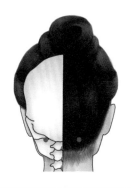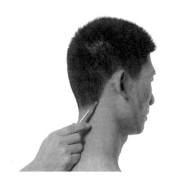

专家养生方

此穴为预防感冒的主穴，非常重要也非常有效。用双手食指、中指按住风池，顺时针、逆时针用力按压各100次，直至有发热感。每天坚持按揉风池穴，可预防感冒。

肩井
jiān jǐng

通络止痛，活血行气

[主治] 肩背痹痛，手臂不举，颈项强痛，乳痈，中风，瘰疬，难产。

[穴位配伍] 配肩髃、肩髎治肩臂痛。

[准确定位] 在肩胛区，第7颈椎棘突与肩峰最外侧点连线的中点。

[快速取穴] 坐位，在肩上，大椎与肩峰端连线的中点上，向下直对乳头。

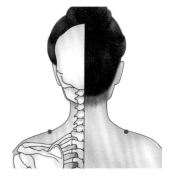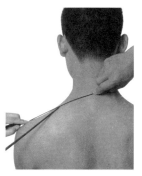

专家养生方

用中指指腹按揉本穴，每次3分钟，每天坚持按摩，能活血通络，预防肩背疼痛。

五枢

wǔ shū

调气温阳，散寒止痛

[主治] 阴挺，赤白带下，月经不调，疝气，少腹痛，便秘，腰胯痛。

[穴位配伍] 配气海、三阴交治腹痛。

[准确定位] 在下腹部，横平脐下 3 寸，髂前上棘内侧。

[快速取穴] 站位，在髂前上棘内侧，横平脐下 3 寸处，按压有酸胀感。

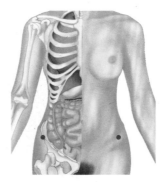
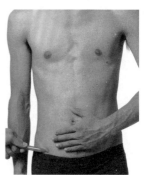

专家养生方

用中指指腹揉按本穴 3 分钟，每天坚持按摩，能治疗妇科疾病，缓解下腹疼痛，改善腰腹寒冷症状。

环跳

huán tiào

疏通经络，活血止痛

[主治] 腰胯疼痛，半身不遂，下肢痿痹，风疹，膝踝肿痛不能转侧。

[穴位配伍] 配居髎、委中、悬钟治风寒湿痹证；配风池、曲池治风疹。

[准确定位] 在臀区，股骨大转子最凸点与骶管裂孔连线的外 1/3 与内 2/3 交点处。

[快速取穴] 取侧卧位，伸直下腿，屈上腿，以拇指关节横纹按在股骨大转子上，拇指指脊柱，在拇指尖处，按压有酸胀感。

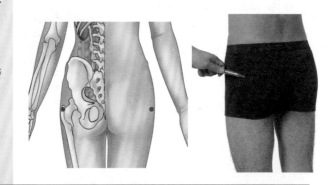

专家养生方

用中指指腹轻缓按揉本穴，每次 3 分钟，长期坚持，能疏通下半身经络，预防下肢痿痹、半身不遂。

风市
fēng shì

舒筋活络，祛风止痒

[主治] 半身不遂，下肢痿痹、麻木，遍身瘙痒。

[穴位配伍] 配风池、大杼、大椎、命门、关元、腰阳关、十七椎治类风湿。

[准确定位] 在股部，直立垂手，掌心贴于大腿时，中指尖所指凹陷中，髂胫束后缘。

[快速取穴] 直立，手自然下垂，手掌轻贴大腿中线如立正状。中指尖所指的凹陷中即是。

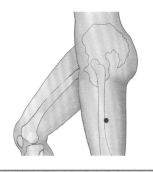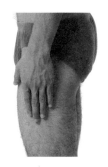

用两手中指指腹垂直下压本穴，有节律地按压1～3分钟，每天坚持按摩，能疏通经络，有利于瘫痪患者的康复。

中渎
zhōng dú

通经活络，祛寒止痛

[主治] 下肢痿痹，麻木，半身不遂。

[穴位配伍] 配环跳、风市、膝阳关、阳陵泉、足三里治中风后遗症、下肢瘫痪及小儿麻痹症。

[准确定位] 在股部，腘横纹上7寸，髂胫束后缘。

[快速取穴] 站立位，在大腿外侧，先取风市，再向下量3横指处，按压有酸胀感。

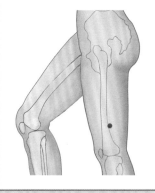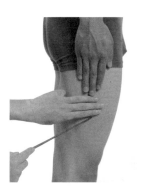

用两手中指指腹垂直下压本穴，有节律地按压1～3分钟，每天坚持按摩，能疏通经络，有利于半身不遂患者的康复。

膝阳关
xī yáng guān

通利关节，疏通筋脉

[主治] 膝腘肿痛，腘筋挛急，小腿麻木。

[穴位配伍] 配环跳、承筋治小腿麻木；配血海、膝关、犊鼻、丰隆、曲池、合谷治膝关节炎。

[准确定位] 在膝部，股骨外上髁后上缘，股二头肌腱与髂胫束之间的凹陷中。

[快速取穴] 正坐屈膝 90°，膝盖外侧高骨上方凹陷处即是，按压有酸胀感。

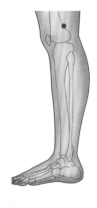

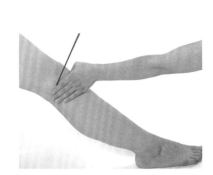

专家养生方

用中指指腹按揉本穴，每次 1～3 分钟，长期坚持能舒筋利节，预防膝腘肿痛、痉挛，改善下肢麻木症状。

阳陵泉
yáng líng quán

活血通络，疏调经脉

[主治] 半身不遂，下肢痿痹，麻木，膝肿痛，胁肋痛，口苦，呕吐，黄疸，小儿惊风。

[穴位配伍] 配阴陵泉、中脘治胁肋痛；配人中、中冲、太冲治小儿惊风。

[准确定位] 在小腿外侧，腓骨小头前下方凹陷中。

[快速取穴] 屈膝 90°，膝关节外下方，腓骨小头前下方凹陷处。

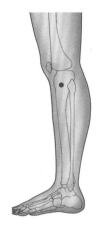

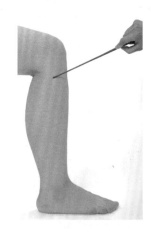

专家养生方

阳陵泉是胆的下合穴，养胆护胆时使用阳陵泉非常有效。用拇指指腹按揉本穴，长期坚持能够预防口苦、呕吐、黄疸等胆囊病证。

外丘

wài qiū

祛风活络，疏肝理气

[主治] 颈项强痛，胸胁痛，下肢痿痹，癫疾。

[穴位配伍] 配腰奇、间使、丰隆、百会治癫痫；配环跳、伏兔、阳陵泉、阳交治下肢痿痹。

[准确定位] 在小腿外侧，外踝尖上7寸，腓骨前缘。

[快速取穴] 正坐位或仰卧位，从膝中与外踝尖连线的中点向下量1横指，腓骨前缘处，平阳交穴，按压有酸胀感。

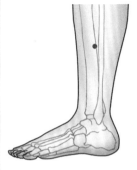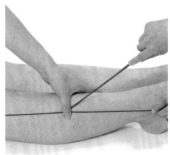

专家养生方

手掌轻握住膝盖下方，用拇指指腹有节律地压按本穴3分钟，每天坚持，能有效缓解下肢疼痛，还能强健腿部肌肉，消除多余脂肪赘肉。

悬钟

xuán zhōng

通经活络，舒筋止痛

[主治] 半身不遂，颈项强痛，胸胁胀满，胁肋疼痛，下肢痿痹，痴呆。

[穴位配伍] 配天柱、后溪治颈项强痛；配风池治眩晕、耳鸣。

[准确定位] 在小腿外侧，外踝尖上3寸，腓骨前缘。

[快速取穴] 正坐位或仰卧位，从外踝尖向上量4横指处，腓骨前缘，按压有酸胀感。

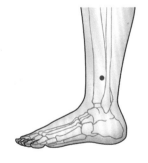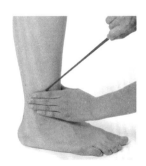

专家养生方

用食指指腹按揉本穴，每次左右各按1～3分钟，每天坚持按摩，可预防中风、下肢痿痹等疾病。

丘墟

qiū xū

清肝明目，通经活络

[主治] 颈项痛，腋下肿，胸胁痛，下肢痿痹，外踝肿痛，足内翻，足下垂，目赤肿痛。

[穴位配伍] 配昆仑、绝骨治外踝肿痛；配中渎治胁痛。

[准确定位] 在踝区，外踝的前下方，趾长伸肌腱的外侧凹陷中。

[快速取穴] 侧坐，先取外踝，过外踝前缘画一条竖直切线，再过外踝下缘画一条水平切线，两条切线的交点处，按压有痛感。

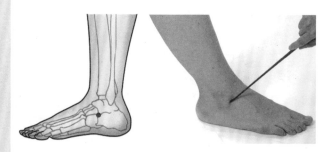

专家养生方

经常按揉此穴，能缓解颈项疼痛、视疲劳，预防下肢痿痹。

足临泣

zú lín qì

疏肝解郁，息风泻火

[主治] 头痛，目外眦痛，目眩，乳痈，瘰疬，胁肋痛，疟疾，中风偏瘫，月经不调。

[穴位配伍] 配三阴交治痹证；配三阴交、中极治月经不调。

[准确定位] 在足背，第4、第5跖骨底结合部的前方，第5趾长伸肌腱外侧的凹陷中。

[快速取穴] 侧坐，当小趾向上翘时，可看到第5趾长伸肌腱，在肌腱的外侧，按压有痛感即为本穴。

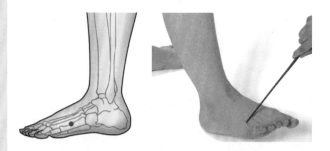

专家养生方

每天睡前点揉足临泣穴5分钟，能起到祛风除湿、缓解疲劳的功效。

侠溪
xiá xī

平肝息风，消肿止痛

[主治] 惊悸,头痛,眩晕,耳鸣,耳聋,颊肿,目赤肿痛,胁肋疼痛,膝股痛,足跗肿痛,乳痈,热病。

[穴位配伍] 配太阳、太冲、阳白、风池、头临泣治眩晕、偏头痛、耳聋、耳鸣。

[准确定位] 在足背，第4、第5趾间，趾蹼缘后方赤白肉际处。

[快速取穴] 地五会前方，趾蹼缘后方赤白肉际处。

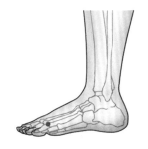
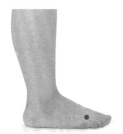

专家养生方

两手拇指指腹垂直按压本穴1～3分钟，左右各1次，每天坚持按摩，能保健足部，缓解头痛、耳鸣等症状。

足窍阴
zú qiào yīn

祛风止痛，通经聪耳

[主治] 足跗肿痛，偏头痛，耳鸣，耳聋，胸胁痛，热病。

[穴位配伍] 配阳陵泉、期门、支沟、太冲治胆道疾患；配水沟、太冲、中冲、百会、风池治中风昏迷。

[准确定位] 在足趾，第4趾末节外侧，趾甲根角侧后方0.1寸（指寸）。

[快速取穴] 侧坐，在第4趾外侧，由第4趾趾甲外侧缘与下缘各作一垂线，两垂线的交点处，按压有酸胀感。

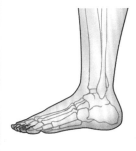
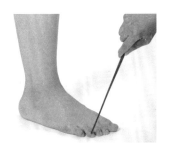

专家养生方

两手拇指指腹垂直按压本穴1～3分钟，左右各1次，每天坚持按摩，能保健足部，缓解头痛、耳鸣等症状。

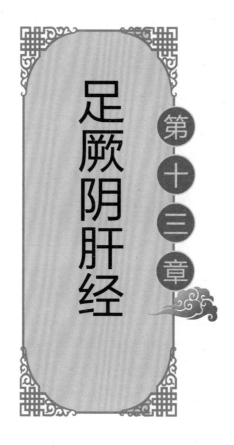

足厥阴肝经

第十三章

【经脉循行】起于足大趾背毫毛部，沿足背经内踝前上行，至内踝上8寸处交于足太阴经之后，上经腘窝内缘，沿大腿内侧，上入阴毛中。环绕阴器；再上行抵达小腹，夹胃，属于肝，络于胆；再上行通过横膈，分布于胁肋部；继续上行经喉咙的后面，上入鼻咽部，连目系，从额部浅出，与督脉在巅顶部相会。其支脉，从目系下循面颊，环绕唇内。另一支脉，从肝部分出，穿过横膈，注于肺。

【主治疾病】月经不调，白带过多，遗精，遗尿，排尿困难；癫痫，失眠；下肢麻木，胁痛；黄疸，头痛，眩晕，惊风。

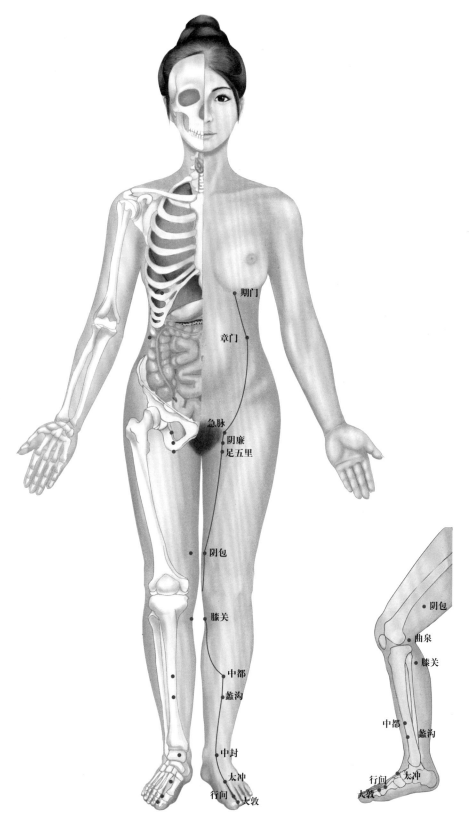

期门
章门
急脉
阴廉
足五里
阴包
膝关
中都
蠡沟
中封
太冲
行间　大敦

阴包
曲泉
膝关
中都
蠡沟
行间　太冲
大敦

肝和肝经的作用

肝主筋，开窍于目，主疏泄和藏血功能。

疏泄功能主要体现在四个方面：调畅气体，助脾运化，调达情志，调节生殖功能。

肝藏血是指肝有贮藏血液、调节血量和防止出血的功能。

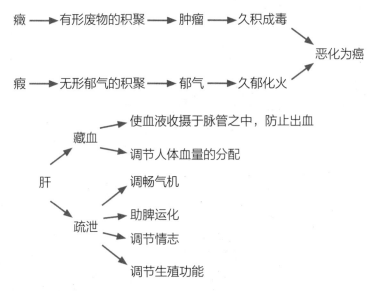

肝经的相关器官

生殖器官，眼，肝，胆。

肝经的警告信号

经络症：口苦口干，头晕目眩（高血压），头顶重坠，眼睛干涩，胸胁胀痛，肋间神经痛，小腹胀痛及沿经脉所过的疾病。

脏腑症：胸满，情志抑郁，癥瘕积聚，黄疸，月经不调，乳腺增生，月经不调，遗尿，疝气。

亢进热证时症状：头痛，肤黄，腰痛，小便困难，痛经，易怒，易冲动。

衰弱寒证时症状：眩晕，面色白，性冷淡，下肢痹痛，下肢无力，易倦怠，视力模糊，惊恐。

大敦
dà dūn

疏肝调肾，息风宁神

[主治] 疝气，遗尿，崩漏，阴挺，月经不调，癫狂，痛症。

[穴位配伍] 配内关、水沟治癫痫；配太冲、气海、地机治疝气。

[准确定位] 在足趾，大趾末节外侧，趾甲根角侧后方0.1寸（指寸）。

[快速取穴] 侧坐伸足或仰卧位，从足大趾甲外侧缘与基底部各画一条垂线，两线的交点处，按压有痛感。

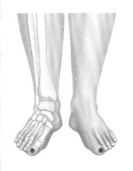 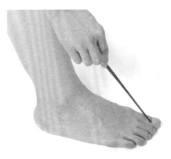

专家养生方

每晚睡前可用拇指按揉大敦，顺时针、逆时针各按揉3分钟，能够治疗月经不调、遗尿等症。

行间
xíng jiān

调理肝肾，清热息风

[主治] 目赤肿痛，青盲，中风，癫痫，月经不调，痛经，崩漏，带下，小便不利，尿痛。

[穴位配伍] 配太冲、合谷、风池治眩晕、头痛。

[准确定位] 在足背，第1、第2趾间，趾蹼缘后方赤白肉际处。

[快速取穴] 侧坐伸足或仰卧位，在足背，第1、第2趾间，趾蹼缘的后方赤白肉际处，按压有凹陷处。

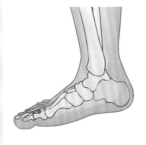 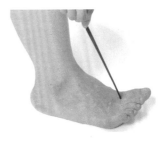

专家养生方

用一只脚踩着另一只脚的行间穴，做环状按摩，每次1～3分钟，长期坚持按摩，能促进血液循环，改善目赤、头痛症状，治疗月经不调、小便不利等疾病。

太冲
tài chōng

疏肝利胆，息风宁神

[主治] 头痛，眩晕，目赤肿痛，口眼歪斜，郁证，胁痛，腹胀，呃逆，下肢痿痹，足跗肿痛，月经不调，崩漏，疝气，遗尿，癫痫，小儿惊风。

[穴位配伍] 配间使、鸠尾、心俞、肝俞治癫狂痫。

[准确定位] 在足背，当第1、第2跖骨间，跖骨底结合部前方凹陷中，或触及动脉搏动处。

[快速取穴] 侧坐伸足或仰卧位，在足背，第1、第2跖骨间，跖骨底结合部前方凹陷中，可触及动脉搏动处。

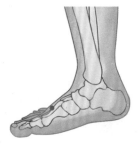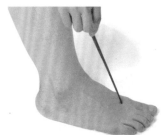

专家养生方

用手指指腹垂直按压本穴，做环状运动，每次左右足部各1～3分钟，长期坚持按摩，能补益肝血，疏泄肝火。

中都
zhōng dū

疏肝理气，消肿止痛

[主治] 腹胀，腹痛，泄泻，崩漏，恶露不尽，疝气。

[穴位配伍] 配血海、三阴交治月经过多和崩漏、产后恶露不绝；配太冲治疝气。

[准确定位] 在小腿内侧，内踝尖上7寸，胫骨内侧面的中央。

[快速取穴] 先找到蠡沟，再向上3横指处即是。

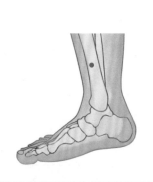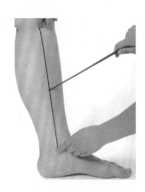

专家养生方

中都穴是女性常用保健穴，每天用拇指按揉5分钟，能够预防痛经、月经过多。

曲泉
qū quán

散寒除湿，舒筋活络

[主治] 小腹痛，小便不利，遗精，阴挺，阴痒，外阴疼痛，月经不调，赤白带下，痛经，膝髌肿痛，下肢痿痹。

[穴位配伍] 配归来、三阴交治痛经、月经不调；配支沟、阳陵泉治腹痛。

[准确定位] 在膝部，腘横纹内侧端，半腱肌肌腱内缘凹陷中。

[快速取穴] 屈膝正坐，在股骨内上髁与半腱肌之间，在膝内侧横纹端凹陷处，按压有酸胀感。

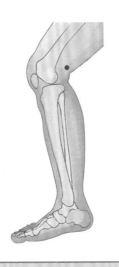 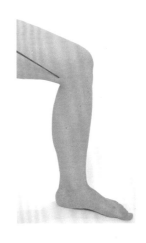

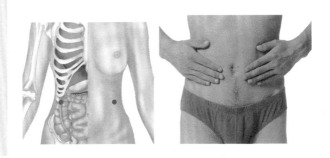

专家养生方

用双手拇指指腹分别按压穴位至酸胀感，每天1次，每次2分钟，能散寒除湿，预防男女生殖系统疾病。

章门
zhāng mén

疏肝健脾，化积消滞

[主治] 腹胀，腹痛，泄泻，胁痛，黄疸，痞块。

[穴位配伍] 配足三里、梁门治腹胀；配内关、阳陵泉治胸胁痛。

[准确定位] 在侧腹部，在第11肋游离端的下际。

[快速取穴] 从腋前线的肋弓软骨缘下向前触摸第11肋骨游离端，在其下缘处。

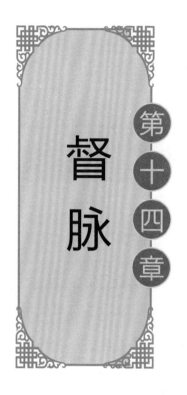

督脉

第十四章

【经脉循行】起于小腹内，下行于会阴部，向后从尾骨端上行脊柱的内部，上达项后风府，进入脑内，上行至巅顶，沿前额下行鼻柱，止于上唇系带处。

【主治疾病】头痛，目眩，目痛，流鼻涕，鼻出血，咽喉肿痛，口眼歪斜，牙龈肿痛；惊悸，健忘，精神病，癫痫，晕厥，失眠；月经不调，遗精，阳痿，遗尿；腰脊痛；痔疮，脱肛。

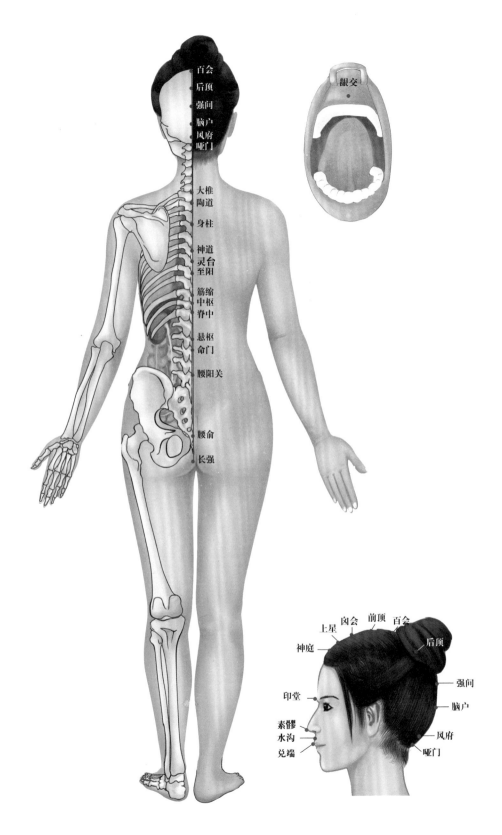

百会
后顶
强间
脑户
风府
哑门

龈交

大椎
陶道
身柱
神道
灵台
至阳
筋缩
中枢
脊中
悬枢
命门
腰阳关
腰俞
长强

囟会 前顶 百会
上星
神庭
后顶
强间
印堂
脑户
素髎
水沟
兑端
风府
哑门

督脉在身躯背部正中，督脉有总督全身阳经（大肠、胃、小肠、膀胱、三焦、胆经）的作用，故有"阳脉之海"之称，与脊髓、大脑有密切关系。

督脉从会阴出背，上至头顶，恰好是沿经腰、胸、颈三部分脊髓以及头脑，其联系着十二正经（特别是手、足阳经）和任脉，真正起到全身气血"阳关大道"的通络作用，以及"蓄余济缺"的库存调剂作用。

督脉的两大调节治理功能，分别是与脑有关的精神意志活动和与肾有关的生殖功能方面。督脉的穴位，都是有利于提升阳气，增强抵抗能力，强壮身体。其具有双向调节，甚至救急固脱的强效作用。

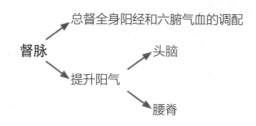

督脉的警告信号

督脉阳气过盛：角弓反张（后挺），项背腰痛，烦躁易怒，失眠多梦。

督脉虚寒：畏寒肢冷，走路摇摆不定（身躯前弯），头晕目眩，神经衰弱，健忘，痴呆，精神分裂，脱肛，子宫脱垂，等等。

腰阳关
yāo yáng guān

除湿散寒，舒筋活络

[主治] 腰骶疼痛，坐骨神经痛，下肢痿痹，月经不调，遗精，阳痿。

[穴位配伍] 配膀胱俞、三阴交治遗尿；配委中、秩边、飞扬、环跳治坐骨神经痛。

[准确定位] 在脊柱区，第4腰椎棘突下凹陷中，后正中线上。

[快速取穴] 坐位，在腰部，两侧髂嵴最高点的连线平第4腰椎棘突，其下凹陷处即是。

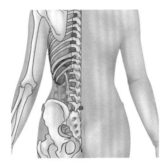
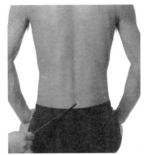

专家养生方

用食指掌指关节压揉本穴，每次3～5分钟，长期坚持，可治疗腰膝酸痛、阳痿、遗尿，维护男女性生活和谐，预防生殖系统疾病。

命门
mìng mén

温肾助阳，镇静止痉

[主治] 腰痛，腰扭伤，坐骨神经痛，阳痿，遗精，月经不调，小腹冷痛，腹泻。

[穴位配伍] 配关元、肾俞、神阙治五更泻；配肾俞、太溪治遗精、阳痿。

[准确定位] 在脊柱区，第2腰椎棘突下凹陷中，后正中线上。

[快速取穴] 正坐，腰阳关穴向上数2个突起处即是。

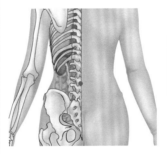
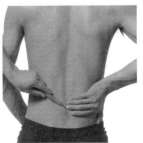

专家养生方

命门是补肾良穴，经常艾灸命门，能够增强肾功能，延缓人体衰老，治疗男性性功能障碍。用艾柱灸5～7壮，或用艾条灸10～20分钟，每天1次，每月20次。

悬枢

xuán shū

健脾温阳，通调肠气

[主治] 腰脊强痛，腰肌劳损，腹胀，腹痛，腹泻，痢疾。

[穴位配伍] 配胃俞、足三里、太白治泄泻、消化不良；配委中、肾俞治腰脊强痛。

[准确定位] 在脊柱区，第1腰椎棘突下凹陷中，后正中线上。

[快速取穴] 坐位，命门穴向上数1个突起处即是，按压有酸胀感。

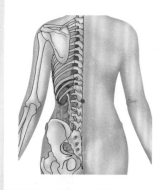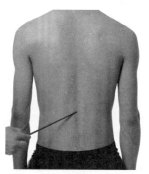

专家养生方

用中指按摩本穴，经常刺激，能够预防腰脊强痛、腹痛、腹胀等。

脊中

jǐ zhōng

健脾利湿，止痉宁神

[主治] 腹泻，痢疾，痔疮，脱肛，便血，小儿疳积，黄疸，癫痫，腰脊强痛。

[穴位配伍] 配至阳、阳陵泉、胆俞治黄疸。

[准确定位] 在脊柱区，第11胸椎棘突下凹陷中，后正中线上。

[快速取穴] 坐位，在背部脊柱区，两肩胛骨下角连线与后正中线的交点处为第7胸椎棘突，向下数4个椎体，即第11胸椎棘突，它的下缘凹陷处即为本穴，按压有酸胀感。

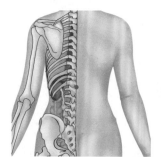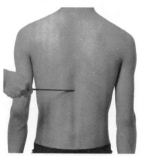

专家养生方

用中指按摩本穴，经常刺激，能预防腰脊强痛等腰脊部不适。

中枢
zhōng shū

利湿健脾，清热止痛

[主治] 胃痛，腹痛，腰背疼痛，呕吐，黄疸，食欲不振。

[穴位配伍] 配命门、阳陵泉、腰眼、后溪治腰脊痛；配内关、中脘治呕吐。

[准确定位] 在脊柱区，第10胸椎棘突下凹陷中，后正中线上。

[快速取穴] 坐位，在背部脊柱区，两肩胛骨下角连线与后正中线的交点处为第7胸椎棘突，向下数3个椎体，即第10胸椎棘突，它的下缘凹陷处即是。

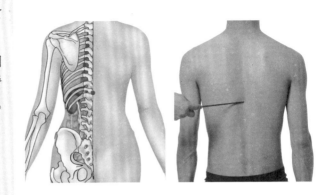

专家养生方

用中指按摩本穴可以缓解胃痛、食欲不振等症状。

至阳
zhì yáng

利胆退黄，利膈宽胸

[主治] 腰背强痛，脊强，黄疸，胆囊炎，胸胁胀满，咳嗽，气喘。

[穴位配伍] 配脾俞、阳陵泉、曲池治黄疸；配内关、神门治心悸、心痛。

[准确定位] 在脊柱区，第7胸椎棘突下凹陷中，后正中线上。

[快速取穴] 坐位，在背部脊柱区，两肩胛骨下角连线与后正中线的交点处为第7胸椎棘突，它的下缘凹陷处。

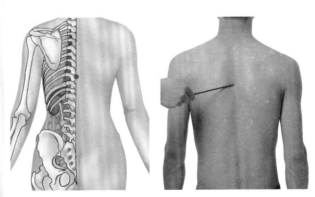

专家养生方

用拇指指腹按揉本穴，做环状运动，每次1～3分钟，长期坚持按摩，可利胆退黄，使肩背气血畅通，远离颈椎病。

大椎
dà zhuī

解表清热，截疟止痫

[**主治**] 脊痛，颈项强痛，落枕，癫狂，头痛，咳嗽，气喘，热病，疟疾，风疹，痤疮。

[**穴位配伍**] 配合谷、中冲治伤寒发热、头昏；配腰俞治疟疾。

[**准确定位**] 在脊柱区，第7颈椎棘突下凹陷中，后正中线上。

[**快速取穴**] 正坐，稍低头，后正中线上，颈背交界处的最高点即为第7颈椎棘突，其下凹陷处即是。

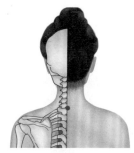 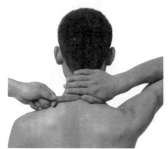

专家养生方

经常按摩大椎，有解表通阳、清脑宁神的作用，能够快速退烧。长期坚持按摩大椎，还能有效治疗项强、脊痛等。用拇指稍用力按摩，每天早晚各1次，每次1~3分钟。

风府
fēng fǔ

息风散风，通关开窍

[**主治**] 头痛、眩晕、咽喉肿痛、感冒、发烧、癫狂、癔症、中风不语。

[**穴位配伍**] 配风市治伤寒感冒；配神庭、头维治头痛。

[**准确定位**] 在颈后区，枕外隆凸直下，两侧斜方肌之间凹陷中。

[**快速取穴**] 正坐沿脊柱向上，入后发际1横指处。

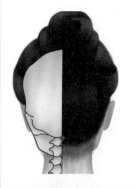 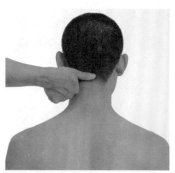

专家养生方

双手拇指指尖相互叠加向下，用指腹（或指尖）揉按穴位，每次1~3分钟，以有酸痛、麻胀感为宜。经常按摩此穴位，能够治疗头痛、眩晕、鼻出血等症。值得注意的是，此穴不宜灸。

百会
bǎi huì

开窍宁神，升阳固脱

[主治] 头痛,眩晕,失眠,健忘,癫狂,目眩,失语,脑卒中,半身不遂,耳鸣,脱肛,胃下垂,子宫脱垂。

[穴位配伍] 配四神聪、神门、三阴交治失眠；配大椎、人中、神门治癫痫。

[准确定位] 在头部，前发际正中直上5寸。

[快速取穴] 正坐或仰卧位，在头部，两耳尖连线中点，按压有凹陷处。

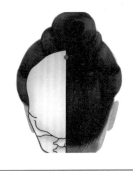
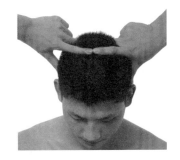

专家养生方

百会是人体督脉经络上的重要穴位之一，是治疗多种疾病的首选穴。经常艾灸或按摩百会穴有提升阳气的作用。每天坚持按摩或艾灸此穴可缓解头痛、失眠症状。

神庭
shén tíng

宁神醒脑，降逆平喘

[主治] 癫狂,癔症,失眠,健忘,记忆力减退,惊悸,头痛,气喘,目眩,鼻衄,鼻渊。

[穴位配伍] 配太冲、太溪、风池治头痛、眩晕。

[准确定位] 在头前部，前发际正中直上0.5寸。

[快速取穴] 正坐，前发际正中直上量半横指处即是。

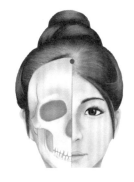
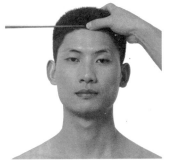

专家养生方

用拇指指腹有节律地按压本穴，每次1～3分钟，每天坚持按摩，能促进头部血液循环，改善失眠，远离头痛、眩晕、目翳。

印堂
yìn táng

镇惊安神，明目通鼻

[主治] 头痛，眩晕，鼻渊，鼻衄，癫痫，失眠，小儿惊风，产后血晕，子痫。

[穴位配伍] 配太阳、风池治头痛；配上星、曲差、风门、合谷治鼻渊。

[准确定位] 在头部，两眉毛内侧端中间的凹陷中。

[快速取穴] 正坐或仰卧，在面部，在两眉头连线中点凹陷处，按压有酸胀感。

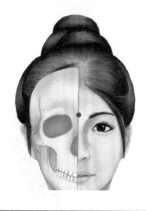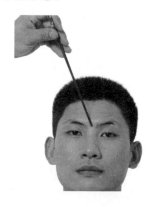

专家养生方

用食指、中指的指腹点按印堂穴，也可用两手中指，一左一右交替按摩印堂穴。此法可增强鼻黏膜上皮细胞的增生能力，不仅能刺激嗅觉细胞，使嗅觉灵敏，还能预防感冒和呼吸道疾病。

水沟
shuǐ gōu

宁神定志，利腰脊

[主治] 休克，昏迷，中暑，颜面浮肿，晕车，晕船，失神，急性腰扭伤，癫狂，小儿惊风，口眼歪斜，鼻衄，齿痛。

[穴位配伍] 配百会、涌泉治昏迷；配委中治急性腰扭伤。

[准确定位] 在面部，人中沟的上 1/3 与中 1/3 交点处。

[快速取穴] 取穴时，把人中沟分成 3 等份，上 1/3 与下 2/3 的交点处即是。

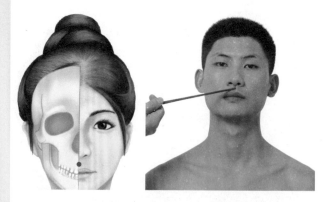

专家养生方

水沟穴可以作为昏迷时的急救要穴，当患者突然出现晕厥时，用拇指指甲掐按水沟穴，可以使患者从昏迷中清醒过来。

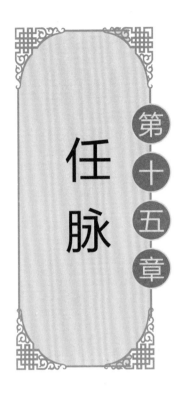

任脉

第十五章

【经脉循行】起于小腹内，下出于会阴部，向前上行于阴毛部，循腹沿前正中线上行，经关元等穴至咽喉，再上行环绕口舌，经面部进入目眶下，联系于目。

【主治疾病】月经不调，遗精，阳痿，遗尿，排尿困难；腹部疼痛，肠鸣，消化不良，呕吐，腹泻；咳喘，咽喉肿痛；心悸，乳汁少；癫痫，失眠。

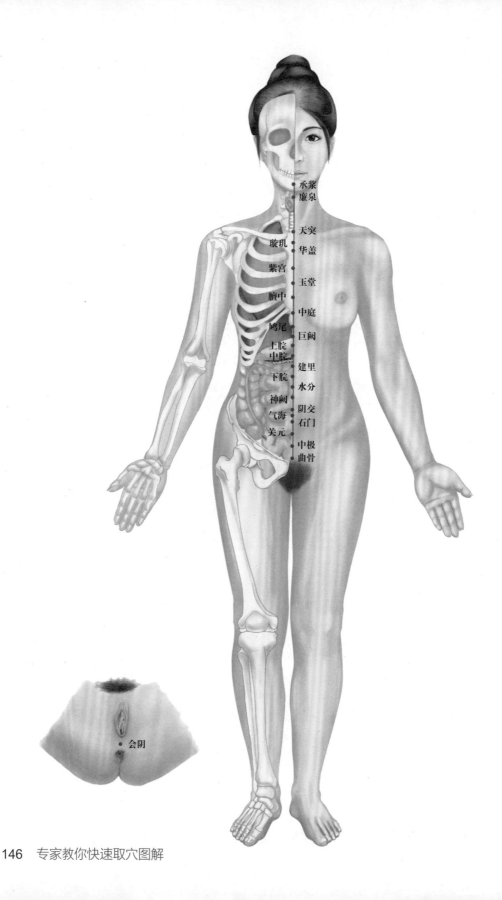

承浆
廉泉

天突
华盖

璇玑
紫宫

膻中

鸠尾
上脘
中脘
下脘
神阙
气海
关元

玉堂

中庭

巨阙

建里

水分

阴交
石门

中极
曲骨

会阴

任脉的作用

任脉有统任全身各阴经的作用。任脉循行于腹，其脉气与手足各阴经交会，有调节阴阳失调及统任阴经的作用。

任又有妊养之意，任主胞胎，为生养之源，与孕育胎儿和妇女月经有密切关系。中医经络将五脏（肺、脾、心、肾、肝）归属"阴"，在解剖位置上，确实这些生死攸关的器官也是靠于胸腹前侧"以策安全"，任脉在这当中起着联系阴经、五脏和血脉的"主干线"作用，胎儿时的脐带连接处——肚脐（神阙穴）也在脉中。

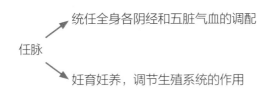

任脉 → 统任全身各阴经和五脏气血的调配

任脉 → 妊育妊养，调节生殖系统的作用

任脉的警告信号

任脉失调，容易汗多怕热，并可发生前阴诸病，如月经不调，不育不孕，白带，小便不利，疝气，等等。还可能出现沿经脉所过的下腹部生殖泌尿系统，上腹部消化系统及胸部呼吸系统等疾病。

关元
guān yuán

培元固本，补益下焦

[主治] 中风脱证，虚劳冷惫，羸瘦无力，少腹疼痛，疝气，痢疾，遗精，早泄，月经不调。

[穴位配伍] 配子宫、三阴交治月经不调；配天枢、气海治腹胀、泄泻。

[准确定位] 在下腹部，脐中下3寸，前正中线上。

[快速取穴] 仰卧或正坐，前正中线下，脐中下4指即是。

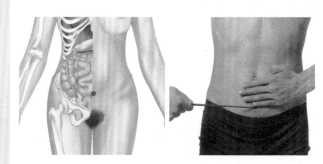

专家养生方

按摩和艾灸关元穴能够治疗生殖系统疾病，用艾条温和灸10～20分钟，每天1次，每月20次，补肾壮阳效果好。

气海
qì hǎi

补气益肾，涩精固本

[主治] 绕脐疼痛，腹泻，便秘，小便不利，遗尿，月经不调，崩漏，带下。

[穴位配伍] 配三阴交治白浊、遗精；配关元治产后恶露不止。

[准确定位] 在下腹部，脐中下1.5寸，前正中线上。

[快速取穴] 仰卧位，先取关元穴，在关元与肚脐连线的中点处，按压有酸胀感。

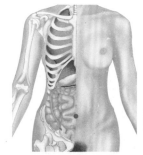
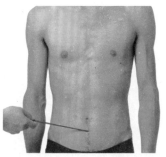

专家养生方

气海是全身非常重要的强壮穴，用艾灸的方法最好。可以用艾柱灸5～14壮，或者用艾条温和灸10～20分钟，3日1次，每月10次，可补肾壮阳。

神阙
shén què

培元固本，回阳救逆

[主治] 中风，虚脱，四肢厥冷，腹痛，腹泻，便秘，水肿，小便不利。

[穴位配伍] 配关元治腹痛、腹泻；配石门治小便不利。

[准确定位] 在人体腹中部，脐中央。

[快速取穴] 仰卧，在肚脐正中央处即是。

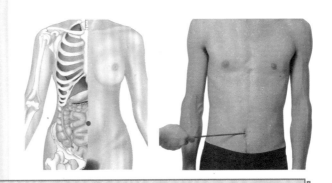

专家养生方

将双手搓热，双手叠放于肚脐（可以隔着衣服），顺时针和逆时针各揉转1分钟，可促进胃肠蠕动，有助于食物的消化和吸收。

下脘
xià wǎn

健脾和胃，消积化滞

[主治] 腹痛，腹胀，呕吐，呃逆，完谷不化，肠鸣，泄泻，痞块，虚肿。

[穴位配伍] 配天枢、气海、关元、足三里治急性痢疾。

[准确定位] 在上腹部，脐中上2寸，前正中线上。

[快速取穴] 仰卧位，在上腹部，前正中线上，从肚脐向上量2寸处，按压有酸胀感。

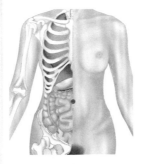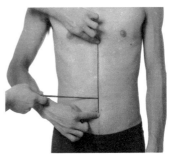

专家养生方

按揉或艾灸下脘穴有较好的健胃消食作用，对腹痛、腹胀、呕吐等症有辅助治疗作用。

中脘
zhōng wǎn

健脾和胃，补中安神

[主治] 胃痛，腹胀，呕吐，呃逆，吞酸，黄疸，癫狂，脏躁。

[穴位配伍] 配百会、足三里、神门治失眠、脏躁；配梁丘、下巨虚治急性胃肠炎；配肝俞、太冲、三阴交、公孙治疗胃溃疡、十二指肠溃疡。

[准确定位] 在上腹部，脐中上4寸，前正中线上。

[快速取穴] 仰卧，位于上腹部正中线上，肚脐中央垂直向上4寸处即是。

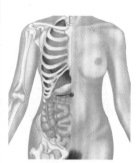
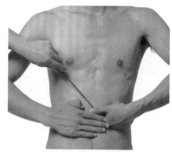

专家养生方

用中指指腹按揉本穴，每天饭后半小时，每次1～3分钟，长期坚持按摩，能治疗胃痛，缓解失眠、惊悸、脏躁，还可改善脾胃虚弱，通肠胃，助消化。

上脘
shàng wǎn

健脾和胃，宽胸理气

[主治] 胃脘疼痛，腹胀，呕吐，呃逆，纳呆，食不化，黄疸，泄利，虚劳吐血，咳嗽痰多，癫痫。

[穴位配伍] 配丰隆治纳呆；配天枢、中脘治嗳气吞酸、腹胀、肠鸣、泄泻。

[准确定位] 在上腹部，脐中上5寸，前正中线上。

[快速取穴] 仰卧位，在上腹部，前正中线上，神阙与剑胸结合点连线的中点处，再向上量1寸处，按压有酸胀感。

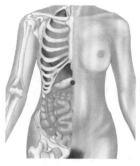
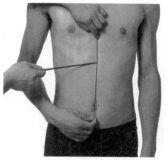

专家养生方

用手掌按揉上脘穴，能够健脾和胃、促进消化，缓解腹胀、食欲不振等不适。

巨阙
jù què

宽胸利膈，宁心安神

[主治] 胸痛，心烦，癫狂，痫证，健忘，咳逆上气，吞酸，呕吐。

[穴位配伍] 配内关治心绞痛；配章门、合谷、中脘、内关、足三里治呃逆。

[准确定位] 在上腹部，脐中上6寸，前正中线上。

[快速取穴] 仰卧，位于上腹部正中线上，肚脐中央垂直向上8横指处即是。

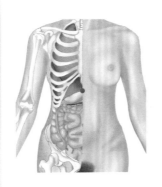
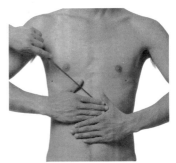

专家养生方

用中指指腹按揉本穴，每次3分钟，每天坚持按摩，可以增强心功能、胃功能，远离心悸、胃部疾病。

鸠尾
jiū wěi

和中降逆，宽胸宁神

[主治] 心痛，心悸，心烦，癫痫，惊狂，咳嗽，气喘，呕吐，呃逆，腹胀，胃痛。

[穴位配伍] 配梁门、足三里治胃痛；配内关、足三里治呕吐。

[准确定位] 在上腹部，剑胸结合下1寸，前正中线上。

[快速取穴] 仰卧，位于上腹部，前正中线上剑胸结合部（腹部正中直上，"人"字形骨性标志），直下1横指处即是。

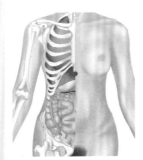
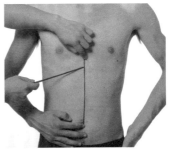

专家养生方

用四指叩击本穴，每次3～5分钟，长期坚持按摩，可以增强心肺功能，舒经活络，镇惊宁心。

膻中
dàn zhōng

宽胸理气，宁心安神

[主治] 咳嗽，气喘，咯唾脓血，胸痹心痛，心悸，心烦，产妇少乳，噎嗝，乳痛。

[穴位配伍] 配曲池、合谷（泻法）治急性乳腺炎；配内关、厥阴俞治心悸、心痛。

[准确定位] 胸部，横平第4肋间隙，前正中线上。

[快速取穴] 仰卧位，在人体正中线上，两乳头之间连线的中点，平第4肋间，按压有酸胀感。

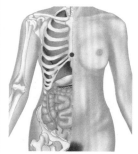
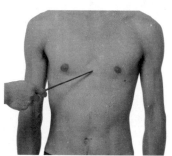

专家养生方

经常按摩膻中，能够使气机顺畅，排解抑郁，同时又能促进血液循环，缓解心悸、胸痛症状。也可以经常用艾条灸10～15分钟。

天突
tiān tū

宽胸理气，化痰利咽

[主治] 咳嗽，哮喘，胸中气逆，咯唾脓血，咽喉肿痛，舌下急，暴暗，瘿气，噎嗝，梅核气。

[穴位配伍] 配定喘、鱼际治哮喘、咳嗽；配膻中、列缺治外感咳嗽；配内关、中脘治呃逆；配廉泉、涌泉治暴暗。

[准确定位] 在颈前区，胸骨上窝中央，前正中线上。

[快速取穴] 仰卧位，在两锁骨中间，胸骨上窝中央。

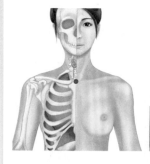
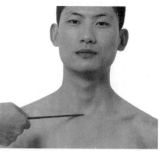

专家养生方

用中指指腹轻柔按压本穴，每次3分钟，每天坚持按摩，能宣肺化痰，养护咽喉，预防声音嘶哑、胸中气逆。

廉泉
lián quán

清热化痰，开窍利喉

[主治] 舌下肿痛，舌根急缩，舌纵涎出，舌强，中风失语，舌干口燥。

[穴位配伍] 配金津、玉液、天突、少商治舌强不语、舌下肿痛、舌缓流涎、暴喑。

[准确定位] 在颈前区，喉结上方，舌骨上缘凹陷中，前正中线上。

[快速取穴] 正坐仰靠，在颈部，前正中线上，喉结上方，舌骨上缘凹陷处。

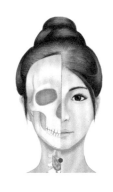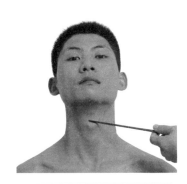

专家养生方

按摩廉泉穴可以起到疏风泄热、清音利喉的作用，能够辅助治疗口腔溃疡、急性咽炎等症。

承浆
chéng jiāng

祛风通络，疏调任督

[主治] 口眼歪斜，唇紧，面肿，齿痛，齿衄，癫狂。

[穴位配伍] 配委中治齿衄；配风府治头项强痛、牙痛。

[准确定位] 在面部，颏唇沟的正中凹陷处。

[快速取穴] 正坐，在颏唇沟的正中凹陷处，按压有痛感。

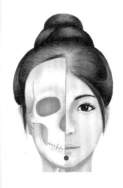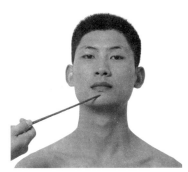

专家养生方

按摩承浆穴能祛风通络，改善齿痛、齿衄症状，同时还能消除面部浮肿，起到瘦脸作用。

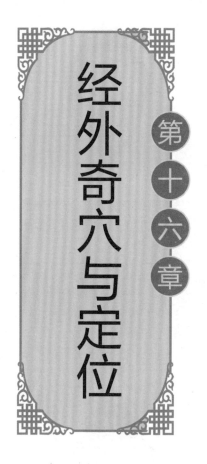

第十六章

经外奇穴与定位

经外奇穴是在十四经穴之外，具有固定名称、位置和主治作用的腧穴，这些腧穴既有定名，又有定位，临床用之有效，但尚未纳入十四经系统。

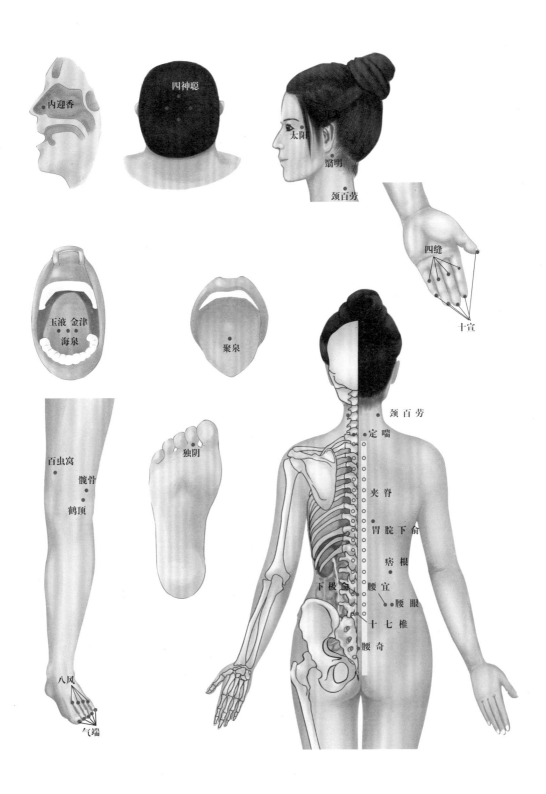

内迎香

四神聪

太阳

翳明

颈百劳

四缝

十宣

玉液 金津
海泉

聚泉

百虫窝
髋骨
鹤顶

独阴

八风

气端

颈百劳

定喘

夹脊

胃脘下俞

痞根

下极俞 腰宜

腰眼

十七椎

腰奇

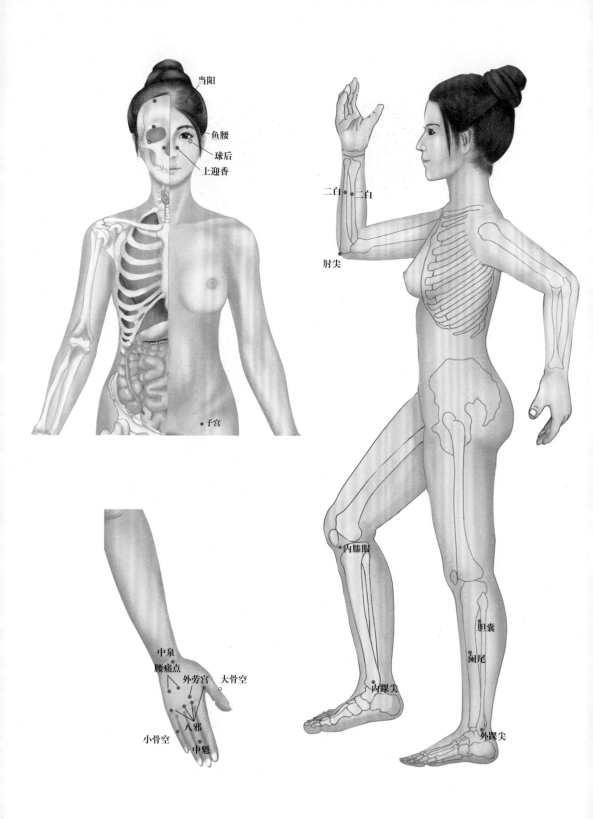

当阳

鱼腰

球后

上迎香

二白　二白

肘尖

子宫

中泉

腰痛点

外劳宫

大骨空

小骨空

八邪

中魁

内膝眼

胆囊

阑尾

内踝尖

外踝尖

四神聪
sì shén cōng

镇静安神，聪耳明目

[主治] 头痛，目眩，失眠，健忘，癫痫，偏瘫，耳聋。

[准确定位] 在头部，百会穴前后左右各1寸，共4穴。

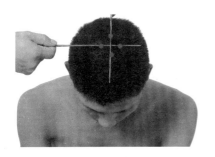

太阳
tài yáng

清热消肿，通络止痛

[主治] 头痛，目眩，面痛，眼部疾患，齿痛。

[准确定位] 在头部，眉梢与目外眦之间，向后约1横指的凹陷中。

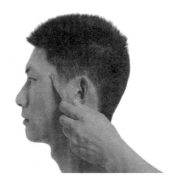

耳尖
ěr jiān

清热消肿，利咽明目

[主治] 咽喉肿痛，头痛，目赤肿痛。

[准确定位] 在耳区，在外耳轮的最高点。

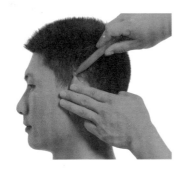

翳明
yì míng

宁神息风，明目退翳

[主治] 近视，白内障，青光眼，耳鸣，失眠，头痛，眩晕。

[准确定位] 在颈部，翳风后1寸。

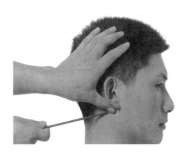

颈百劳
jǐng bǎi láo

行气活血，清热补虚

[主治] 颈项强痛，咳嗽，气喘，盗汗。

[准确定位] 在颈部，第7颈椎棘突直上2寸，后正中线旁开1寸。

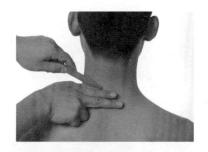

子宫
zǐ gōng

活血调经，理气止痛

[主治] 子宫脱垂，不孕，疝气，痛经，月经不调。

[准确定位] 在下腹部，脐中下4寸，前正中线旁开3寸。

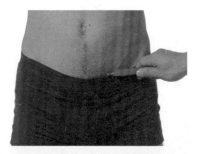

定喘
dìng chuǎn

止咳平喘，通宣理肺

[主治] 哮喘，咳嗽，落枕，肩背痛，面部痤疮。

[准确定位] 在脊柱区，横平第7颈椎棘突下，后正中线旁开0.5寸。

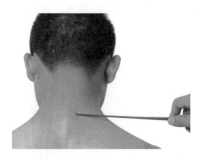

夹脊
jiá jǐ

调理脏腑，通利关节

[主治] 胸1～5夹脊穴，主治心、肺疾病；胸6～12夹脊穴，主治胃肠、脾、肝胆疾病；腰1～5夹脊穴，主治腰、肾脏疾病、生殖系统疾患。

[准确定位] 在脊柱区，第1胸椎至第5腰椎棘突下两侧，后正中线旁开0.5寸，一侧17穴。

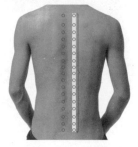

胃脘下俞
wèi wǎn xià shū

和胃化痰，理气止痛

[主治] 胃痛，胸胁痛，腹痛，消渴。

[准确定位] 在脊柱区，横平第 8 胸椎棘突下，后正中线旁开 1.5 寸。

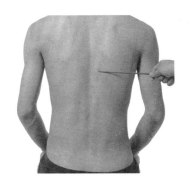

十七椎
shí qī zhuī

益肾利尿，调理胞宫

[主治] 腰骶痛，痛经，崩漏，月经不调，遗尿，痔疮。

[准确定位] 在腰区，第 5 腰椎棘突下凹陷中。

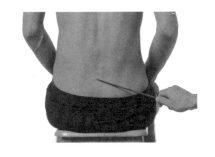

肘尖
zhǒu jiān

化痰，清热，解毒

[主治] 瘰疬，肠痛，霍乱，疔疮。

[准确定位] 在肘后区，尺骨鹰嘴的尖端。

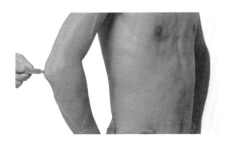

二白
èr bái

调理肠腑，固脱消痔

[主治] 前臂痛，胸胁痛，痔疮，脱肛。

[准确定位] 在前臂前区，腕掌侧远端横纹上 4 寸，桡侧腕屈肌腱的两侧，一肢 2 穴。

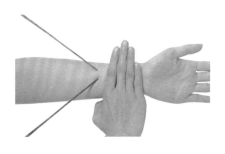

中泉
zhōng quán

行气止痛，止咳平喘

[主治] 心痛，胃脘痛，胸胁胀满，咳嗽，气喘，腹痛，中风，腕痛。

[准确定位] 在前臂后区，腕背侧远端横纹上，指总伸肌腱桡侧的凹陷中。

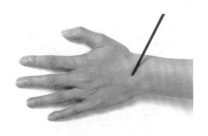

腰痛点
yāo tòng diǎn

理气消肿，通络止痛

[主治] 急性腰扭伤，小儿急慢惊风，头痛，耳鸣，手背红肿疼痛。

[准确定位] 在手背，第2、第3掌骨间及第4、第5掌骨间，腕背侧远端横纹与掌指关节中点处，一手2穴。

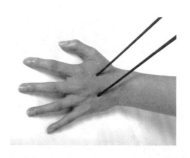

外劳宫
wài láo gōng

止痛通络，健脾消积

[主治] 手指麻木，手指屈伸不利，落枕，小儿消化不良，偏头痛。

[准确定位] 在手背，第2、第3掌骨间，掌指关节后0.5寸（指寸）凹陷中。

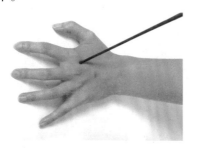

八邪
bā xié

清热消肿，通络止痛

[主治] 手背肿痛，手指麻木，烦热，头痛，牙痛，目痛。

[准确定位] 在手背，第1～5指间，指蹼缘后方赤白肉际处，左右共8穴。

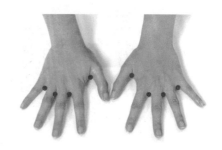

四缝
sì fèng

健脾消积，祛痰导滞

[主治] 小儿疳积，小儿腹泻，百日咳。

[准确定位] 在手指，第 2 ~ 5 指掌面的近侧指间关节横纹的中央，一手4穴。

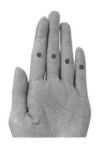

十宣
shí xuān

泄热止痉，醒脑开窍

[主治] 高热，昏迷，晕厥，中暑，癫痫，小儿惊风，咽喉肿痛。

[准确定位] 在手指，十指尖端，距指甲游离缘 0.1 寸，左右共 10 穴。

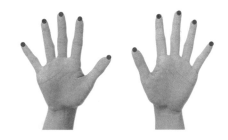

髋骨
kuān gǔ

行气活血，通络止痛

[主治] 腿痛，下肢痿痹，膝关节炎。

[准确定位] 在股前区，梁丘两旁各1.5 寸，一肢 2 穴。

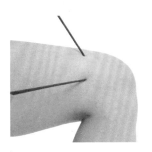

百虫窝
bǎi chóng wō

清热凉血，散风止痒

[主治] 下部生疮，皮肤瘙痒，风疹，湿疹，蛔虫病。

[准确定位] 在股前区，髌底内侧端上 3 寸。

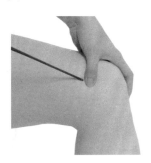

内膝眼
nèi xī yǎn

清热消肿，通络止痛

[主治] 膝肿痛，膝关节炎，脚气，腿痛，中风。

[准确定位] 在膝部，髌韧带内侧凹陷处的中央。

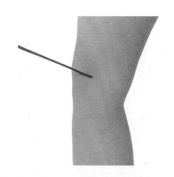

胆囊
dǎn náng

清热化湿，利疸退黄

[主治] 胁肋胀痛，急慢性胆囊炎，胆石症，胆绞痛，胆道蛔虫症。

[准确定位] 在小腿外侧，腓骨小头直下2寸。

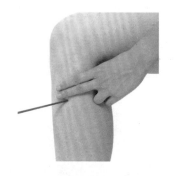

阑尾
lán wěi

理气止痛，通降腑气

[主治] 急慢性阑尾炎，胃脘痛，下肢痿痹，消化不良。

[准确定位] 在小腿外侧，髌韧带外侧凹陷下5寸，胫骨前嵴外1横指（中指）。

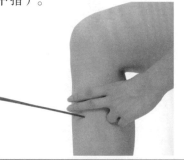

内踝尖
nèi huái jiān

清热泻火，行气活血

[主治] 脚气，牙齿疼痛，小儿不语，腓肠肌痉挛。

[准确定位] 在踝区，内踝的最凸起处。

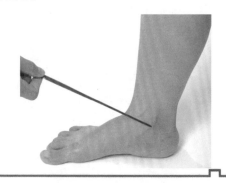

外踝尖
wài huái jiān

行气活血，通络止痛

[**主治**] 脚外廉转筋，腓肠肌痉挛，脚气，牙痛。

[**准确定位**] 在踝区，外踝的最凸起处。

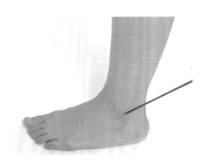

八风
bā fēng

消肿止痛，理气调经

[**主治**] 趾痛，脚气，头痛，月经不调，毒蛇咬伤。

[**准确定位**] 在足背，第 1 ~ 5 趾间，趾蹼缘后方赤白肉际处，左右共 8 穴。

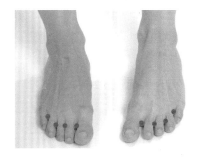